MANUAL DO
PACIENTE
com Câncer

Copyright © 2023 by Martins Fideles dos Santos Neto, Sergio Vicente Serrano e Auro Del Giglio.

Licença exclusiva para publicação em português brasileiro cedida à nVersos Editora. Todos os direitos reservados.

Diretor Editorial e de Arte: Julio César Batista

Produção Editorial: Carlos Renato

Revisão: Elisete Capellossa e Rafaella de A. Vasconcellos

Capa: Elle Fortunato

Editoração Eletrônica: Matheus Pfeifer

Dados Internacionais de Catalogação na Publicação (CIP)
(Câmara Brasileira do Livro, SP, Brasil)

Santos Neto, Martins Fideles dos
  Manual do paciente com câncer / Martins Fideles dos Santos Neto, Sérgio Vicente Serrano, Auro del Giglio.
  São Paulo: nVersos Editora, 2023.

  Bibliografia.
  ISBN 978-85-54862-56-5

  1. Câncer - Aspectos psicológicos 2. Câncer - Pacientes 3. Pacientes com câncer - Cuidados paliativos I. Serrano, Sérgio Vicente. II. Giglio, Auro del. III. Título.

23-183808
CDD-616.994z
NLM-QZ-200

Índices para catálogo sistemático:
1. Câncer: Medicina 616.994
Tábata Alves da Silva - Bibliotecária - CRB-8/9253

1ª edição – 2023
Todos os direitos desta edição reservados a nVersos Editora
Rua Cabo Eduardo Alegre, 36
01257-060 – São Paulo – SP
Telefone: (11) 3382-3000
www.nversos.com.br
nversos@nversos.com.br

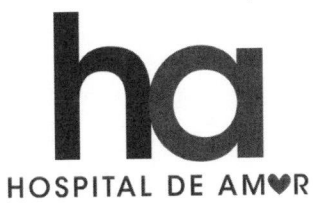

HOSPITAL DE AMOR

MANUAL DO
PACIENTE
com Câncer

MARTINS FIDELES DOS SANTOS NETO
SERGIO VICENTE SERRANO
AURO DEL GIGLIO

nVersos

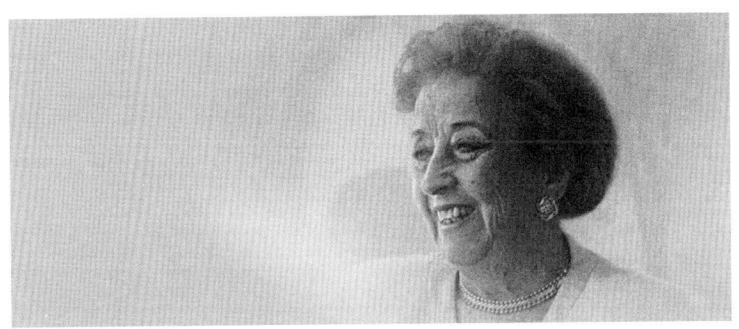

Este livro homenageia a Dra. Scylla Duarte Prata pelos seus 100 anos de vida, completados em 2023

Ao lado do Dr. Paulo Prata, Dra. Scylla concebeu uma das maiores expressões de amor ao próximo da América Latina: o Hospital de Amor – destacando-se como referência no tratamento oncológico gratuito de excelência, com o mais abrangente serviço de prevenção de câncer do país e uma estrutura integralmente dedicada ao ensino e pesquisa.

Parabéns, Dra. Scylla, e muito obrigado por tudo!

Sumário

Prefácio: Manual do Paciente com Câncer..................9

Capítulo 1: O que é câncer?..................15

Capítulo 2: Onde obter informações confiáveis sobre o câncer?..................21

Capítulo 3: É possível prevenir o câncer?..................25

Capítulo 4: Qual a representatividade da biologia molecular no contexto oncológico e como se forma o tumor?..................31

Capítulo 5: O câncer é hereditário?..................35

Capítulo 6: No que a atenção básica e os "postinhos" de saúde podem ajudar o paciente com câncer?..................43

Capítulo 7: Quais são as possibilidades de atendimento ao paciente com câncer?..................49

Capítulo 8: Como a telessaúde acessa o paciente com câncer?....57

Capítulo 9: Quais são os tratamentos contra o câncer?..................67

Capítulo 10: Unidade de terapia intensiva – o paciente crítico com câncer..................73

Capítulo 11: Como lidar com os efeitos colaterais
da quimioterapia?..79

Capítulo 12: Como lidar com os efeitos colaterais
da radioterapia?..87

Capítulo 13: Quais são os medicamentos mais utilizados na
oncologia e seus efeitos colaterais?..95

Capítulo 14: Como deve ser a alimentação agora que estou
com câncer?..103

Capítulo 15: Por que a pesquisa clínica é tão importante no
tratamento do câncer?..109

Capítulo 16: O que é medicina complementar?..................................117

Capítulo 17: Qual a influência da atividade física no paciente
com câncer?..121

Capítulo 18: Como o paciente pode aplicar princípios terapêuticos
utilizando materiais artísticos que possuem em casa?..................127

Capítulo 19: Os aspectos legais (legislação e direitos) para
o paciente oncológico..137

Capítulo 20: Quais aspectos psicológicos podem aparecer e em que
momento devo me preocupar?..145

Capítulo 21: Reconstrução da autoimagem considerando
as alterações corporais no tratamento contra o câncer e
seu impacto na relação com o próprio corpo
e o parceiro conjugal..153

Capítulo 22: O que são cuidados paliativos?...................................163

Capítulo 23: É possível fazer o tratamento paliativo sem se afastar e
em que momento devo me preocupar?..................................169

Capítulo 24: Sinais e sintomas do processo do câncer incurável e como preveni-los estando em casa 177

Capítulo 25: Como pensar em promoção da própria saúde estando em cuidados paliativos? 183

Capítulo 26: Atividades físicas nos cuidados paliativos: como as atividades físicas podem ajudar o paciente com câncer em cuidados paliativos? 187

Capítulo 27: Espiritualidade e a doença crônica que ameaça a continuidade da vida: a experiência do capelão no maior hospital oncológico da América Latina 195

Capítulo 28: Meu ente querido tem câncer, o que devo saber? ...209

Biografias 215

Índice Remissivo 229

Prefácio: Manual do Paciente com Câncer

É com profunda emoção e comprometimento que apresento este livro, como um guia abrangente sobre o câncer. Em um mundo onde o câncer toca inúmeras vidas, a busca por informações confiáveis e compreensíveis é uma jornada vital.

O entendimento sobre o câncer é a base deste trabalho, delineado no primeiro capítulo que explora as complexidades dessa doença. Cada página subsequente é um convite à descoberta, à superação do medo pelo conhecimento e à capacitação para enfrentar o desconhecido.

Os capítulos subsequentes abordam questões essenciais, desde a prevenção até os tratamentos mais avançados, guiando o leitor através dos corredores muitas vezes intimidadores da biologia molecular até a compreensão de tratamentos específicos. O impacto da genética no desenvolvimento do câncer é desmistificado, respondendo à pergunta crucial: o câncer é hereditário?

Nossa jornada nos conduz pelos corredores da atenção básica, revelando o papel vital dos serviços de saúde locais e a importância da telessaúde na prestação de cuidados acessíveis. Ao explorar os tratamentos, desde quimioterapia até cuidados intensivos, mergulhamos nas complexidades de lidar com os efeitos colaterais, guiando o leitor com compaixão e conhecimento.

A medicina complementar, muitas vezes subestimada, é destacada em capítulos dedicados, explorando a influência da atividade física e estratégias terapêuticas baseadas em expressão artística. Direitos do paciente são esclarecidos em detalhes, proporcionando uma visão abrangente dos aspectos legais e dos recursos disponíveis.

O aspecto pessoal é cuidadosamente abordado, desde os desafios psicológicos até a reconstrução da autoimagem, fornecendo apoio holístico ao paciente. Em uma visão do tratamento paliativo, oferecemos informações sobre cuidados, sintomas e a importância da promoção contínua da saúde, mesmo nas fases finais.

Este livro também reconhece a espiritualidade como parte integrante da jornada, apresentando a experiência única de um capelão no maior hospital oncológico da América Latina com atendimento 100% gratuito. E para os familiares que acompanham esse percurso, um capítulo especial fornece orientações preciosas sobre como apoiar um ente querido enfrentando o câncer.

MANUAL DO PACIENTE COM CÂNCER é mais do que um guia; é um companheiro compassivo. Convido cada leitor a mergulhar nessas páginas com coragem, buscando não apenas conhecimento, mas também inspiração e esperança. Que este livro seja uma luz em meio à escuridão, oferecendo conforto, compreensão e, acima de tudo, a promessa de um caminho mais iluminado para aqueles que enfrentam o desafio do câncer.

Dr. Martins Fideles dos Santos Neto

ENTENDIMENTO SOBRE O CÂNCER

Capítulo 1: O que é câncer?

Daniella Ramone

Câncer, tumor, lesão, nódulo, massa, cisto... que termos são esses que os médicos usam tanto que confundem e às vezes até assustam? Será que é tudo a mesma coisa e as palavras são utilizadas para designar coisas diferentes? Depois de ler esse capítulo você vai saber a diferença entre cada uma dessas definições e poderá responder algumas das perguntas que os médicos ouvem bastante no consultório. Mas que fique claro que essa leitura não é um curso rápido de Oncologia e não irá habilitar você a interpretar exames sem a presença de um médico. Oncologistas e cirurgiões oncológicos fazem seis anos de formação e mais cinco ou seis anos de residência médica para entender os detalhes que os patologistas e radiologistas nos contam nos laudos.

"Esse câncer é maligno ou benigno?"

As células que compõem o câncer têm potencial de crescer de forma desordenada, invadir outros locais ao redor de onde ele começou e também conter algumas células que se desprendem das outras, viajam pelo corpo se fixando em outros lugares, começando um novo foco da doença, o que é chamado de metástase à distância.

Não existe câncer benigno. Quando falamos em câncer, já significa que as células podem e já estão começando a fazer essas coisas. Por isso, às vezes, o paciente faz a cirurgia, remove todo o tumor, os médicos falam que não tem mais evidência de doença, mas ainda indicam a quimioterapia chamada de quimioterapia adjuvante. Isso acontece porque sabemos que, dependendo do volume inicial do câncer descoberto, algumas células ou microcélulas podem estar se deslocando pelo corpo e o objetivo da quimioterapia, nessa situação, é também circular pelo organismo (tratamento sistêmico) e destruir essas células que não conseguimos ver. Essa associação permite um tratamento com maior controle de doença e chances de cura.

"Tumor e câncer é a mesma coisa?"

É comum a confusão entre tumor e câncer. Por definição, tumor designa qualquer aumento de células em volume ou tamanho (as células podem estar se multiplicando ou crescendo), mas isso pode acontecer de forma lenta e organizada ou rápida e descontrolada. Quando o aumento das células acontece devagar, com as células ficando todas juntas no local onde começaram a crescer e não "entram" em outros órgãos ou tecidos, são classificados como tumores benignos. Todo câncer é um tumor, porque ocorre aumento do número de células, mas nem todo tumor é um câncer. Simplificando, tumores são divididos entre benignos e malignos e câncer é sempre maligno.

"Lesão é câncer?"

Lesão é qualquer alteração que acontece nas células ou nos tecidos. Popularmente falando, refere-se a qualquer machucado que pode ser visto só de olhar para o local, ou apenas com avaliação detalhada do microscópio. As lesões podem ser causadas por

Entendimento sobre o câncer | 17

câncer (neoplásicas), podem ser infecciosas ou causadas por traumas. Quando identificamos alguns tipos de lesão em um exame de imagem, precisamos fazer uma biópsia (tirar um fragmento e estudar no microscópio) para classificar o tipo.

"Nódulo e massa são câncer? São a mesma coisa?"

Pense em nódulos como "bolinhas de células" que vão crescendo com células que podem ser benignas ou malignas (agora você já sabe essa diferença). Quando esse agrupamento tem até cinco centímetros, ele é chamado de nódulo e quando é maior que cinco centímetros é chamado de massa. A única diferença entre nódulo e massa é o tamanho. Nos exames de imagens, verificamos algumas características como se são bem delimitados (redondinhos) ou espiculados (irregulares), se são calcificados, homogêneos (compostos pelo mesmo tipo de material) ou heterogêneos, entre outras informações que nos sugerem se aquele tumor pode ser benigno ou maligno, mas para saber exatamente do que se trata é necessário realizar a biópsia para avaliar as células no microscópio.

"Cisto pode virar câncer?"

O cisto é uma bolinha preenchida por líquido e geralmente só contém células em sua parede. Pense nele como sendo um pequeno balão de aniversário com água dentro; o balão são as células e o interior é cheio de líquido. Em alguns casos, o interior dos cistos também pode conter células, sendo chamados de cistos heterogêneos e muitas vezes precisam de alguns exames adicionais para investigação. Cistos simples raramente se transformam em câncer enquanto os heterogêneos possuem um potencial pequeno para essa transformação e precisam ser acompanhados.

"Quais são os tipos de câncer?"

Os tipos de câncer são divididos entre os hematológicos, quando acometem as células do sangue, como, por exemplo, leucemias e linfomas ou tumores sólidos – que são aqueles que acontecem nos órgãos (fígado, pulmão, mama, estômago etc.) –, com tipos como os carcinomas e os sarcomas. Os hematologistas são os médicos especializados em tumores hematológicos e os oncologistas, em tumores sólidos.

Existem vários tipos de câncer porque existem vários tipos distintos de células que podem estar crescendo naquele local. Mesmo quando falamos em algum tumor sólido específico, por exemplo, câncer de mama, existem várias subclassificações (receptor hormonal positivo, Her2 positivo, triplo negativo), que são fornecidas pelos patologistas depois de avaliarem cuidadosamente as biópsias e geralmente realizarem exames complementares, como o de imuno-histoquímica. Essas informações são importantíssimas para que a equipe médica defina com exatidão o tipo de tratamento que será realizado; e é por isso que, às vezes, pacientes que têm tumores no mesmo local são tratados de forma diferentes.

E lembre-se: toda vez que tiver alguma dúvida específica leve para discussão com o médico (vale anotar para não esquecer na consulta), pois ele/ela saberá orientar de forma individualizada, esclarecer todos os termos e deixar pacientes e familiares melhor informados e mais tranquilos.

Obras que guiaram o texto e sugestões de leitura:

- AMERICAN CANCER SOCIETY. Cancer. 2023. Disponível em: https://www.cancer.org/ Acesso em: 27 nov. 2023.
- WORLD HEALTH ORGANIZATION. Cancer. 2023. Disponível em: https://www.who.int/health-topics/cancer#tab=tab_1. Acesso em: 27 nov. 2023.

- HAUSMAN, D. M. What Is Cancer? *Perspect Biol Med.* v. 62, n. 4, p.778-784, 2019.
- HASSANPOUR, Seyed Hossein; DEHGHANI, Mohammadamin. Review of cancer from perspective of molecular. *Journal of cancer research and practice*, v. 4, n. 4, p. 127-129, 2017. Disponível em: https://www.sciencedirect.com/science/article/pii/S2311300617300125. Acesso em: 13 set. 2023.
- NALL, Rachel. What to know about cancer. 2020. Disponível bvem: https://www.medicalnewstoday.com/articles/323648. Acesso em: 13 set. 2023.
- NATIONAL CANCER INSTITUTE. What Is Cancer? 2021. Disponível em: https://www.cancer.gov/about-cancer/understanding/what-is-cancer. Acesso em: 13 set. 2023.
- NHS. Lesion. 2023. Disponível em: https://www.datadictionary.nhs.uk/nhs_business_definitions/lesion.html. Acesso em: 13 set. 2023.
- YIN, W.; WANG, J.; JIANG, L.; JAMES KANG, Y. Cancer and stem cells. *Exp Biol Med* (Maywood). v. 246, n. 6, p. 1791-1801, 5 abr. 2021. Disponível em: https://www.ncbi.nlm.nih.gov/pmc/articles/PMC8381702/. Acesso em: 13 set. 2023.

Capítulo 2: Onde obter informações confiáveis sobre o câncer?

Martins Fideles dos Santos Neto e
Andreia da Silva Santos

No mundo atual, é de extrema importância priorizar informações confiáveis por diversas razões cruciais.

No contexto profissional, essa prática é conhecida como tomar decisões fundamentadas e embasadas em evidências, especialmente relevante em áreas como saúde, finanças, educação e política, onde decisões equivocadas podem acarretar consequências significativas. Além disso, localizar informações fidedignas ajuda a prevenir danos e riscos.

A disseminação de informações imprecisas ou falsas pode levar a ações prejudiciais ou perigosas, sobretudo em relação à saúde. Também conhecidas como *"fake news"*, podem se espalhar rapidamente nas redes sociais e em outras plataformas digitais, sendo um problema crescente, que necessita de vigilância constante.

Nos dias de hoje, é cada vez mais comum os pacientes chegarem ao consultório médico com informações que encontraram na internet. Embora seja positivo que pesquisem ativamente sobre sua saúde, é importante abordar essa situação de forma adequada.

É compreensível que pacientes com câncer, assim como os seus familiares, se informem sobre as condições e diferentes aspectos relacionados ao tratamento, sintomas, cuidados e suporte. No entanto, é importante ter cuidado ao acessar os primeiros resultados de sua busca sem realizar a avaliação desse conteúdo para garantir que seja relevante, ou já darão sua própria sentença de morte.

Informações não confiáveis podem ter um impacto significativo nos pacientes com câncer, afetando sua saúde física, emocional e as decisões relacionadas ao tratamento. Notícias falsas sobre supostas curas milagrosas, tratamentos alternativos não comprovados ou teorias da conspiração podem levar os pacientes a buscar opções inadequadas ou abandonar tratamentos comprovados, colocando em risco sua saúde e bem-estar. Além disso, a desinformação pode aumentar a ansiedade, o estresse e a confusão entre os pacientes, dificultando a compreensão correta de sua condição e as melhores opções de cuidados. É fundamental que os pacientes com câncer e seus cuidadores promovam um ambiente de apoio e esclarecimento para enfrentar os desafios impostos pela doença.

Essa atitude nos capacita a ser cidadãos informados e responsáveis em uma sociedade cada vez mais dependente de informações.

Outra razão crucial para valorizar informações confiáveis é a construção de conhecimento sólido, embasado em fontes verificadas e precisas. Ao confiar nessas fontes, somos capazes de expandir nosso entendimento em um determinado assunto de forma correta.

Existem várias fontes confiáveis de informações sobre o câncer. Aqui estão algumas opções recomendadas:

Entendimento sobre o câncer | 23

	INFORMAÇÕES CONFIÁVEIS
Organizações de renome	Organizações médicas e de pesquisa especializadas em câncer. Alguns exemplos: American Cancer Society (www.cancer.org), National Cancer Institute (www.cancer.gov), World Health Organization (www.who.int) e o Instituto Nacional do Câncer (https://www.gov.br/inca).
Centros de tratamento e pesquisa oncológica	Hospitais e centros especializados em câncer geralmente disponibilizam informações precisas, atualizadas e baseadas em evidências sobre a doença, tratamentos e recursos para pacientes, além de serviços de suporte.
Sites governamentais	Os *sites* governamentais de saúde, como os do Ministério da Saúde ou agências reguladoras de saúde. Verifique o *site* do órgão de saúde do seu país para acessar recursos específicos.
Publicações científicas	Artigos científicos revisados por especialistas sobre pesquisas recentes em câncer. No entanto, esses artigos podem ser complexos e geralmente são destinados a profissionais da área. Assim, é recomendável procurar por revisões ou resumos que sejam mais acessíveis ao público em geral.
Livros e literatura especializada	Existem muitos livros e materiais escritos por especialistas em câncer. Verifique se os autores têm credenciais reconhecidas na área oncológica.
Avalie a fonte	Ao pesquisar *online*, procure por fontes com autoridade, referências científicas, atualização recente e informações transparentes sobre a autoria e os revisores.

É importante lembrar que, embora essas fontes sejam confiáveis, sempre é aconselhável discutir qualquer preocupação específica ou dúvida sobre o câncer com profissionais de saúde, como médicos generalistas, oncologistas ou enfermeiros especializados em oncologia. Eles podem fornecer orientações personalizadas com base no seu histórico médico e nas necessidades individuais.

Obras que guiaram o texto e sugestões de leitura:

- AMERICAN CANCER SOCIETY. Cancer. 2023. Disponível em: https://www.cancer.org/. Acesso em: 27 nov. 2023.
- INSTITUTO NACIONAL DO CÂNCER. Câncer. 2023. Disponível em: https://www.gov.br/inca/pt-br. Acesso em: 13 set. 2023.
- AMERICAN CANCER SOCIETY. Cancer. 2023. Disponível em: https://www.cancer.org/. Acesso em: 27 nov. 2023.
- WORLD HEALTH ORGANIZATION. Cancer. 2023. Disponível em: https://www.who.int/health-topics/cancer#tab=tab_1. Acesso em: 13 set. 2023.

Capítulo 3: É possível prevenir o câncer?

Edmundo Carvalho Mauad, Amanda Correia de Souza e Daiany Elen Holanda Negreiros

Prevenção é o cuidado proativo e consciente que busca evitar o surgimento ou agravamento de problemas, doenças ou situações indesejadas, promovendo a saúde e o bem-estar. Nesse sentido, a prevenção do câncer é um conjunto de medidas e hábitos adotados com o objetivo de reduzir o risco de desenvolvimento da doença, promovendo a conscientização, adoção de estilos de vida saudáveis e a realização de exames de rastreamento regulares.

O rastreamento do câncer é um processo sistemático de busca por sinais precoces da doença em pessoas assintomáticas, através de exames e testes específicos, visando à detecção precoce e uma maior chance de cura e tratamento menos invasivo.

Existem diferentes tipos de câncer que podem ser rastreados, e a disponibilidade de programas de rastreamento pode variar de acordo com o país e diretrizes do seu sistema de saúde. A seguir estão listados alguns dos principais tipos de câncer que podem ser alvo de rastreamento:

- **Câncer de mama**: o rastreamento geralmente é feito por meio da mamografia, que é uma radiografia das mamas. Esse exame pode ajudar a identificar tumores em estágios iniciais, antes mesmo de serem palpáveis.

- **Câncer de colo de útero**: o rastreamento é realizado por meio do exame de Papanicolau (também conhecido como citologia oncótica), que consiste na coleta de células do colo do útero para análise laboratorial. Esse exame pode identificar células pré-cancerosas ou cancerosas, permitindo a intervenção precoce.

- **Câncer colorretal**: o rastreamento pode incluir diferentes métodos, como a colonoscopia e o teste de sangue oculto nas fezes. Esses exames podem ajudar a detectar pólipos ou cânceres no cólon ou no reto.

- **Câncer de próstata**: em geral, o rastreamento envolve o exame de sangue para a detecção do antígeno prostático específico (PSA) e o toque retal. Esses exames podem ajudar a identificar possíveis sinais de câncer na próstata.

- **Câncer de pulmão**: o rastreamento é realizado por meio de exames de imagem, como a tomografia computadorizada de baixa dose. Esse tipo de rastreamento é geralmente recomendado para pessoas que são consideradas de alto risco, como fumantes ou ex-fumantes.

É importante ressaltar que as diretrizes médicas e os programas de rastreamento podem variar em cada país e devem ser discutidos com um profissional de saúde para determinar a abordagem adequada para cada indivíduo. Além disso, é fundamental entender que o rastreamento não é um diagnóstico, mas uma ferramenta importante na detecção precoce de certos tipos de câncer.

É ainda importante destacar que os cânceres mais comuns são aqueles que possuem rastreamento efetivo. Com informações fornecidas pelo INCA, estima-se para o triênio de 2023 a 2025 mais de 704 mil casos novos de câncer deverão surgir. O mais incidente, com 220 mil casos novos (31,3%), é o câncer de mama, com 74 mil (10,5%); próstata, com 72 mil (10,2%); cólon e reto, com 46 mil (6,5%); pulmão, com 32 mil (4,6%); e estômago, com 21 mil (3,1%) casos novos.

Quando o câncer é diagnosticado precocemente, ou seja, no início, as formas de tratamento são muito mais eficazes,

Entendimento sobre o câncer | 27

possibilitando que os pacientes tenham uma sobrevida maior. Para a realização do diagnóstico precoce é importante a implementação dos programas de prevenção.

É sempre importante estar atento à saúde e observar as grandes campanhas de prevenção de existem no país. Entre as maiores ações de prevenção se destacam o março marinho (prevenção de câncer de cólon e reto); o julho verde (prevenção do câncer de cabeça e pescoço); o outubro rosa (prevenção de câncer de mama); o novembro vermelho (prevenção de câncer de boca); o dezembro laranja (prevenção de câncer de pele).

Hoje o Hospital de Câncer de Barretos possui 20 institutos de prevenção oncológica espalhados por todos o Brasil: Arapiraca (AL), Barretos (SP), Campinas (SP), Campo Grande (MS), Fernandópolis (SP), Imperatriz (MA), Ji-Paraná (RO), Juazeiro (BA), Lagarto (SE), Nova Andradina (MS), Palmas (TO), Porto Velho (RO), Boa Vista (RR), Dourados (MS), Macapá (AP), Sinop (MT) e Rio Branco (AC).

Cada instituto realiza programas de prevenção para vários tipos de câncer, exames de rastreamento e, quando existe a possibilidade de câncer em uma pessoa, os exames complementares são solicitados e analisados pela equipe médica especializada — dupla checagem. A " Dupla checagem" consiste em um procedimento essencial em que dois profissionais de saúde distintos realizam a avaliação independente dos resultados de exames médicos, visando assegurar a máxima precisão e prevenir erros na determinação do diagnóstico.

Mesmo que estejamos no processo de tratamento do câncer, ainda é importante observar as pessoas que estão à nossa volta, pessoas que amamos ou conhecidos, para que esta doença não se estenda entre outros indivíduos em nossa rede de entes queridos.

A população desempenha um papel fundamental no sucesso do rastreamento do câncer. Enquanto os sistemas de saúde e os profissionais médicos são responsáveis por fornecer os programas de rastreamento e orientações, é responsabilidade da comunidade participar ativamente dessas iniciativas.

Aqui estão algumas responsabilidades que a população tem em relação ao rastreamento do câncer:

RESPONSABILIDADES	
Conscientização e educação	A população deve buscar informações sobre os programas de rastreamento disponíveis para os diferentes tipos de câncer e estar ciente da importância da detecção precoce. Isso envolve estar informado sobre os métodos de rastreamento recomendados.
Participação nos programas de rastreamento	É responsabilidade da população seguir as diretrizes e recomendações médicas em relação ao rastreamento do câncer. Isso pode incluir agendar e comparecer a exames de rastreamento, como mamografias, exames de Papanicolau, colonoscopias ou outros testes específicos para cada tipo de câncer.
Manutenção de registros de saúde	A população deve manter registros atualizados de seus exames de rastreamento, permitindo o acompanhamento adequado e a detecção de qualquer alteração ou anormalidade.
Adoção de estilo de vida saudável	A prevenção do câncer está fortemente ligada a um estilo de vida saudável. A população tem a responsabilidade de adotar hábitos saudáveis, como evitar o tabagismo, praticar atividade física regularmente, manter uma dieta equilibrada, limitar o consumo de álcool e proteger-se da exposição excessiva ao sol.

Autoconhecimento e autoexame	Para alguns tipos de câncer, como o de mama ou de pele, é importante que a população esteja atenta a possíveis mudanças em seu próprio corpo. As pessoas devem realizar o autoexame das mamas regularmente, e todos devem estar atentos a manchas ou lesões de pele suspeitas, procurando ajuda médica em caso de dúvidas.
Comunicação aberta com profissionais de saúde	É responsabilidade da população comunicar quaisquer preocupações, sintomas ou histórico familiar relevante aos profissionais de saúde. Essas informações podem influenciar as recomendações de rastreamento e auxiliar na identificação de possíveis fatores de risco.

Ao assumir essas responsabilidades, a população contribui para a detecção precoce do câncer, possibilitando um tratamento mais eficaz e melhores resultados. O rastreamento do câncer é um esforço conjunto, no qual cada indivíduo desempenha um papel importante para a saúde coletiva.

Obras que guiaram o texto e sugestões de leitura:

- ARAÚJO NETO, Luiz Alves et al. *Prevenção do câncer no Brasil:* mudança conceitual e continuidade institucional no século XX. 2019. Tese (Doutorado). Dissertação apresentada à Casa de Oswaldo Cruz – FIOCRUZ, como parte dos requisitos para obtenção do título de Doutor em História das Ciências e da Saúde, Área de Concentração em História das Ciências, 2019.
- DE CARVALHO, Fabio Fortunato Brasil; PINTO, Thatiana de Jesus Pereira; KNUTH, Alan Goularte. Atividade física e prevenção de câncer: evidências, reflexões e apontamentos para o Sistema Único de Saúde. *Revista Brasileira de Cancerologia*, v. 66, n. 2, 2020.

- GRANJA, Mayara Castro Lustosa Moura; DE LIMA, Fernando Lopes Tavares. Barreiras à prevenção do câncer e tratamento oncológico para a população em situação de rua. *Revista Brasileira de Cancerologia*, v. 66, n. 2, 2020.
- INCA. INCA estima 704 mil casos de câncer por ano no Brasil até 2025. Disponível em: https://www.gov.br/inca/pt-br/assuntos/noticias/2022/inca-estima-704-mil-casos-de-cancer-por-ano-no-brasil-ate-2025. Acesso em: 13 set. 2023.
- LEE, J.; SHIN, A.; SHIN, W. K.; CHOI, J. Y.; KANG, D.; LEE, J. K. Adherence to the World Cancer Research Fund/American Institute for Cancer Research and Korean Cancer Prevention Guidelines and cancer risk: a prospective cohort study from the Health Examinees-Gem study. *Epidemiol Health*, 1 ago. 2023, p. e2023070. DOI: 10.4178/epih.e2023070. Epub ahead of print. PMID: 37536716.
- WHEELER, S. B.; LEE, R. J.; YOUNG, A. L.; DODD, A.; ELLIS, C.; WEINER, B. J.; RIBISL, K. M.; ADSUL, P.; BIRKEN, S. A.; FERNÁNDEZ, M. E.; HANNON, P. A.; HÉBERT, J. R.; KO, L. K.; SEAMAN, A.; VU, T.; BRANDT, H. M.; WILLIAMS, R. S. The special sauce of the Cancer Prevention and Control Research Network: 20 years of lessons learned in developing the evidence base, building community capacity, and translating research into practice. *Cancer Causes Control*, 24 jun. 2023. DOI: 10.1007/s10552-023-01691-1. Epub ahead of print. PMID: 37354320.

Capítulo 4: Qual a representatividade da biologia molecular no contexto oncológico e como se forma o tumor?

Tiago Alexandre Tassinari

No contexto oncológico, a biologia molecular desempenha um papel fundamental na compreensão dos mecanismos subjacentes ao crescimento e disseminação do câncer, bem como no desenvolvimento de estratégias de diagnóstico, tratamento e prevenção mais precisas e eficazes.

O câncer surge a partir de alterações no material genético das células, resultando em mutações que afetam o funcionamento normal do ciclo celular e da divisão celular. Essas mutações podem ser causadas por diversos fatores, como a exposição a agentes carcinogênicos, predisposição genética herdada ou erros aleatórios no processo de replicação do DNA.

Conforme as células afetadas pelo câncer se dividem e proliferam, um tumor começa a se formar. Inicialmente, o tumor pode ser localizado em um órgão específico, denominado tumor primário. Com o tempo, células cancerígenas podem se desprender do tumor primário e se espalhar para outras partes do corpo através da corrente sanguínea ou do sistema linfático, formando novos tumores em outras regiões, conhecidos como metástases.

A biologia molecular desempenha um papel crucial na caracterização dos tumores e na identificação de alvos terapêuticos específicos. Por meio de exames de biologia molecular, como análise genética e molecular do tumor, é possível identificar mutações e alterações específicas que podem estar impulsionando o crescimento e a sobrevivência das células cancerígenas. Essas informações são essenciais para determinar as melhores estratégias de tratamento para cada paciente, garantindo um tratamento mais direcionado e personalizado.

Aconselhamento genético também é uma importante inerência da área oncológica. O aconselhamento genético visa avaliar o risco de predisposição genética para o desenvolvimento de câncer em pacientes ou famílias com histórico de casos da doença. Através de testes genéticos, é possível identificar mutações em genes associados ao câncer, como os genes BRCA1 e BRCA2, que estão relacionados ao câncer de mama e ovário, por exemplo. O aconselhamento genético permite que indivíduos identificados como portadores dessas mutações possam tomar decisões informadas sobre medidas preventivas ou opções de tratamento mais adequadas.

Além disso, a biologia molecular também é essencial no desenvolvimento de terapias-alvo, que são tratamentos projetados para atacar moléculas ou vias específicas envolvidas no crescimento do tumor. Essas terapias têm como objetivo interromper o crescimento e a disseminação do câncer, minimizando os danos às células saudáveis do organismo.

O desenvolvimento de um tumor é um processo complexo que envolve várias etapas e está fortemente relacionado à biologia molecular das células envolvidas.

A formação de um tumor é um processo complexo que envolve alterações no ciclo celular e na divisão das células em nosso corpo. O tumor se desenvolve a partir de células que sofrem mutações em seu material genético, o DNA, resultando em um crescimento descontrolado e desordenado das células afetadas.

Normalmente, as células do nosso corpo seguem um ciclo celular bem regulado, em que elas se dividem e se multiplicam para substituir as células danificadas ou desgastadas. Esse processo é estritamente controlado por uma série de mecanismos de regulação genética que garantem que as células se dividam apenas quando necessário.

No entanto, quando ocorrem mutações no DNA das células, esse processo de regulação pode ser afetado. As mutações podem ocorrer por várias razões, como exposição a agentes carcinogênicos, como tabaco, radiação ionizante ou produtos químicos tóxicos, ou ainda devido a erros durante a replicação do DNA durante a divisão celular.

As mutações genéticas podem levar as células a perderem a capacidade de controlar sua divisão e crescimento, tornando-as capazes de se multiplicar de forma desordenada. Com o tempo, essas células anormais formam uma massa de tecido chamada de tumor.

É importante ressaltar que nem todos os tumores são malignos (câncer). Existem também os tumores benignos, que não se espalham para outras partes do corpo e geralmente não representam uma ameaça à vida. Por outro lado, os tumores malignos, ou cânceres, têm a capacidade de invadir tecidos vizinhos e disseminar-se para órgãos distantes, processo conhecido como metástase.

À medida que o tumor maligno cresce, suas células cancerígenas podem invadir os tecidos circundantes e os vasos sanguíneos, permitindo que elas se espalhem para outras partes do corpo. Essa disseminação pode ocorrer através da corrente sanguínea ou do sistema linfático, levando à formação de novos tumores em outras regiões do organismo.

O crescimento e desenvolvimento do tumor também podem ser influenciados pelo microambiente tumoral, que inclui células do sistema imunológico, vasos sanguíneos e tecidos adjacentes. As interações entre as células cancerígenas e o microambiente tumoral podem influenciar a progressão do câncer e sua resposta aos tratamentos.

Em conclusão, a formação de um tumor é resultado de alterações genéticas que levam ao crescimento descontrolado e desordenado das células. O conhecimento sobre os mecanismos moleculares envolvidos na formação do tumor é essencial para o desenvolvimento de estratégias de diagnóstico, tratamento e prevenção mais eficazes no combate ao câncer. No contexto oncológico, a biologia molecular desempenha um papel fundamental na compreensão dos mecanismos do câncer e na busca por terapias mais eficazes e personalizadas. Através de exames de biologia molecular, aconselhamento genético e o desenvolvimento de terapias-alvo, é possível proporcionar melhores prognósticos e qualidade de vida para pacientes com câncer, bem como avançar no combate a essa doença desafiadora.

Obras que guiaram o texto e sugestões de leitura:

- LOPES, Aline A.; OLIVEIRA, Andreza M.; PRADO, Camila B. C. Principais genes que participam da formação de tumores. *Revista de Biologia e Ciências da Terra*, v. 2, n. 2, p. 0, 2002.
- NATIONAL CANCER INSTITUTE. The genetics of cancer. 2023. Disponível em: https://www.cancer.gov/about-cancer/causes-prevention/genetics. Acesso em: 13 set. 2023.
- RAOOF, Sana *et al*. Triagem molecular do câncer: em busca de evidências. *Nature Medicine*, v. 27, n. 7, p. 1139-1142, 2021. Cf. também: HEBERLE, Henrique; MINGHIM, Rosane. Métodos computacionais em Biologia: biomarcadores de câncer, redes de proteínas e transferência lateral de genes. Tese apresentada à Universidade Estadual Paulista, como parte do requisito para obtenção do título de Douro em Ciências, área de concentração em Ciências de Computação e Matemática Computacional, 2019.

Capítulo 5: O câncer é hereditário?

Daniella Ramone

Para entender melhor essa questão, precisamos saber que o DNA é como o manual de instruções do nosso corpo; é o que determina nossa altura, cor da pele, olhos, tipo de cabelo e toda estrutura externa, chamada de fenótipo. O DNA é composto por cerca de 25.000 genes e como nós herdamos metade da informação genética da mãe e metade do pai, possuímos duas cópias de cada gene.

O câncer em si não pode ser transmitido de pais para filhos, mas algumas alterações nos genes que desencadeiam certos tipos de câncer podem. Então, quando falamos em "câncer hereditário", não estamos falando da própria doença, mas das mutações genéticas herdadas (germinativas) que fazem com que a doença tenha altas chances de acontecer. A alteração já existe no óvulo ou no espermatozoide no momento da fecundação, é passada para o bebê e a doença pode se manifestar em algum momento da vida, mas não significa que não pode ser evitada ou vai acontecer com certeza. Após essa explicação, podemos dizer que o câncer pode ser tanto hereditário, através de algum gene que é transmitido pelos pais ou pode ser adquirido, quanto através de modificações nos genes que acontecem ao longo da vida, chamadas mutações somáticas. Estas podem ser aleatórias ou induzidas por fatores externos como cigarro, irradiação, vírus, entre outros.

O câncer hereditário é diferente do câncer familiar, no qual existem alguns casos semelhantes na família, com incidência maior do que aconteceria na população geral, mas não existe uma alteração genética passada pelos pais. Uma suspeita de que o câncer pode ter fator hereditário é o aparecimento de alguns tipos em pessoas jovens, especialmente antes dos 35 anos.

Se você tem algum caso de câncer na família precisa realizar teste genético para descobrir qual é o seu risco de desenvolver a doença?

Tem duas formas de saber: essa pergunta pode ser respondida pelo médico do paciente, pois ele saberá se o tipo de câncer é relacionado a algum risco para familiares próximos e indicará que outros membros da família também sejam avaliados, se necessário. E você também pode procurar um médico, levar para ele as histórias de câncer que apareceram na família contando o local de aparecimento e a idade do diagnóstico de cada parente e ele fará a avaliação da sua história familiar para ver se tem indicação de teste genético ou não. A consulta médica com avaliação da história familiar e conversa sobre os riscos individuais de se ter câncer baseado nas informações dos antecedentes é chamada de aconselhamento genético. Após o aconselhamento, o médico vai definir se existe ou não a necessidade da realização do teste genético (que deve ser solicitado por um médico geneticista) e em quais indivíduos.

Os cânceres hereditários são no máximo 10% de todos os tipos. Existem algumas síndromes genéticas em que ocorrem mutações em genes específicos diretamente relacionados a um tipo específico de câncer. Um exemplo é a doença chamada Polipose Adenomatosa Familiar (FAP), em que existe uma mutação no gene APC, gerando a formação de vários pólipos no cólon (intestino) e no reto (parte final do intestino), aumentando o risco para câncer de cólon. Outra síndrome genética bem conhecida ocorre com os judeus Ashkenazi e seus ancestrais, nos quais 7% da população tem uma mutação específica no gene APC em que não ocorre a FAP, mas mantém o risco aumentado para câncer de cólon; além disso, essa população tem dez vezes mais risco de herdar mutações nos genes BRCA1 e BRCA2, que levam ao aumento do risco para cânceres de mama, ovário, pâncreas, próstata e melanoma.

As mutações somáticas no DNA, aquelas que acontecem sem que tenham sido transmitidas pelos pais, são as mais frequentes para o desenvolvimento do câncer. Os hábitos de vida são bastante significativos para que elas ocorram e fatores como obesidade, alimentação rica em carnes vermelhas, comidas processadas e/ou muito quentes, tabagismo, exposição prolongada à luz solar principalmente entre as 10:00 e 16:00, uso excessivo de bebidas alcoólicas e vírus, como os da hepatite B e HPV, aumentam consideravelmente o risco de desenvolvimento de mutações e câncer. Tão importante quanto saber a história da sua família é pensar como você tem agido para evitar ou acelerar essas alterações nos genes; nós não podemos modificar os fatores hereditários, mas podemos melhorar consideravelmente nossos hábitos de vida. Algumas mutações genéticas exigem intervenções preventivas e até cirurgias, mas a redução da maior parte dos fatores de risco exige determinação para deixar vícios ruins e persistência para manter atitudes saudáveis. Se você tem muitos parentes com câncer e se preocupa com sua saúde ou se teve câncer e se preocupa que a doença possa reaparecer, não deixe de comparecer às consultas médicas regulares para tirar as todas as suas dúvidas, mas não se esqueça de que você pode adotar hábitos mais saudáveis a partir de agora e também ajudar a cuidar da sua genética. Essa decisão vai interferir consideravelmente na sua saúde!

Obras que guiaram o texto e sugestões de leitura:

- ANAND, Preetha *et al*. Cancer is a preventable disease that requires major lifestyle changes. *Pharmaceutical research*, v. 25, p. 2097-2116, 2008. Disponível em: https://link.springer.com/article/10.1007/s11095-008-9661-9. Acesso em: 13 set. 2023.
- CANCER.NET. Genetics. 2023. Disponível em: https://www.cancer.net/navigating-cancer-care/cancer-basics/genetics. Acesso em: 13 set. 2023.
- DALY, Mary B. *et al*. NCCN guidelines insights: genetic/familial high-risk assessment: breast, ovarian, and pancreatic, version 1.2020: featured updates to the NCCN guidelines. *Journal of the National Comprehensive Cancer Network*, v. 18, n. 4, p. 380-391, 2020. Disponível em: https://jnccn.org/view/journals/jnccn/18/4/article-p380.xml?ArticleBodyColorStyles=fullHtml-5594. Acesso em: 13 set. 2023.
- FACING OUR RISK OF CANCER EMPOWERED. By Gene Mutation. 2023. Disponível em: https://www.facingourrisk.org/info/hereditary-cancer-and-genetic-testing/hereditary-cancer-genes-and-risk. Acesso em: 13 set. 2023.
- HASSANPOUR, Seyed Hossein; DEHGHANI, Mohammadamin. Review of cancer from perspective of molecular. *Journal of cancer research and practice*, v. 4, n. 4, p. 127-129, 2017. Disponível em: https://www.sciencedirect.com/science/article/pii/S2311300617300125. Acesso em: 13 set. 2023.
- JUKARAINEN, Sakari *et al*. Genetic risk factors have a substantial impact on healthy life years. *Nature medicine*, v. 28, n. 9, p. 1893-1901, 2022. Disponível em: https://www.nature.com/articles/s41591-022-01957-2. Acesso em: 13 set. 2023.
- KONTOMANOLIS, Emmanuel N. *et al*. Basic principles of molecular biology of cancer cell-Molecular cancer indicators. *J. BU ON Off. J. Balk. Union Oncol.*, v. 26, p. 1723-1734, 2021. Disponível em: https://www.jbuon.com/archive/26-5-1723.pdf. Acesso em: 13 set. 2023.

- NATIONAL CANCER INSTITUTE. The genetics of cancer. 2023. Disponível em: https://www.cancer.gov/about-cancer/causes-prevention/genetics. Acesso em: 13 set. 2023.
- VAN COTT, Christine. Cancer genetics. *Surgical Clinics*, v. 100, n. 3, p. 483-498, 2020. Disponível em: https://www.sciencedirect.com/science/article/pii/S0039610920300256?via%3Dihub. Acesso em: 13 set. 2023.

O CONTEXTO DO TRATAMENTO CURATIVO

Capítulo 6: No que a atenção básica e os "postinhos" de saúde podem ajudar o paciente com câncer?

José Ikeda Neto, Martins Fideles dos Santos Neto e Marcela de Oliveira Santos

As Unidades Básicas de Saúde (UBS) ou Unidades de Saúde da Família (USF), popularmente conhecidas como "postinhos", são compostas pelos profissionais da atenção primária à saúde (APS), entre eles os médicos de família e comunidade em associação a uma equipe multiprofissional que conta com enfermeiros, psicólogos, odontólogos, nutricionistas, farmacêuticos, assistentes sociais, entre outros. Esses profissionais são responsáveis pela avaliação de todos os indivíduos durante todo o seu ciclo de vida em uma avaliação holística que considera, além do próprio paciente, seu ambiente e o contexto sociocultural no qual está inserido. Além disso, o profissional da APS é altamente qualificado para a resolução das mais diversas queixas e problemas de saúde do cidadão, além de realizar exames de triagem, acompanhar e manejar pacientes com doenças já estabelecidas e, quando necessário, encaminhar os pacientes para a avaliação de um especialista focal, como um oncologista.

A APS é regida por atributos estabelecidos pela Organização Mundial de Saúde (OMS) que desempenham papel fundamental no cuidado à pessoa com câncer.

ATRIBUTO	PAPEL
Acesso	A APS deve garantir o acesso equitativo, oportuno e adequado aos serviços de saúde, incluindo a detecção precoce, o diagnóstico e o tratamento do câncer. Isso é crucial para garantir que as pessoas com câncer recebam cuidados no momento certo e de forma contínua.
Longitudinalidade	A relação contínua entre o paciente e a equipe de APS é fundamental para o cuidado ao câncer. Através da longitudinalidade, os profissionais de saúde podem conhecer o histórico do paciente, acompanhar sua jornada de tratamento e oferecer um cuidado mais personalizado e abrangente.
Coordenação	A coordenação efetiva entre os diferentes níveis de atenção à saúde é essencial para o cuidado ao câncer. A equipe de APS deve trabalhar em conjunto com especialistas focais em oncologia, hospitais e outros serviços de saúde para garantir a continuidade e a integração dos cuidados, evitando fragmentação e garantindo uma abordagem abrangente e coordenada.
Integralidade	A APS deve oferecer uma abordagem integral ao cuidado do câncer, que vá além do tratamento médico. Isso inclui o suporte psicossocial, a promoção da saúde, a prevenção de complicações e a reabilitação. O cuidado integral considera as necessidades físicas, emocionais e sociais da pessoa com câncer e busca melhorar sua qualidade de vida.

O contexto do tratamento curativo | 45

Orientação familiar e comunitária	O envolvimento da família e da comunidade é essencial para o cuidado ao câncer. A equipe de APS deve promover a participação ativa da família na tomada de decisões e fornecer suporte emocional e educacional. Além disso, é importante trabalhar em parceria com organizações comunitárias para fornecer recursos e apoio adicionais.
Orientação cultural	O cuidado ao câncer deve ser sensível e adaptado às necessidades culturais e valores dos pacientes. A equipe de APS deve reconhecer e respeitar as diferenças culturais, garantindo uma abordagem culturalmente competente e adequada.
Orientação de gênero	O câncer pode afetar homens e mulheres de maneiras diferentes. A APS deve considerar as necessidades específicas de cada gênero, como rastreamento e prevenção do câncer de colo de útero e mama, bem como questões relacionadas à saúde sexual e reprodutiva.

Assim, por garantir o acesso à rede de saúde, a atenção primária é geralmente o primeiro ponto de contato para os pacientes com câncer. Após o diagnóstico de câncer, a atenção especializada em oncologia é acionada e desempenha um papel crucial no tratamento e no acompanhamento contínuo destes indivíduos. Os especialistas focais em oncologia são médicos altamente treinados e experientes no tratamento do câncer e estão atualizados com os avanços mais recentes nessa área. Os pacientes com câncer são encaminhados quando precisam de avaliação e/ou tratamentos específicos, como cirurgia, quimioterapia, radioterapia ou terapia-alvo. Os especialistas focais em oncologia têm o conhecimento e a experiência necessários para determinar o melhor plano de tratamento com base no tipo e estágio do câncer.

No entanto, é importante destacar que a atenção primária continua sendo importante mesmo após o encaminhamento para a atenção especializada. Pois, assim como um maestro em uma orquestra, os médicos de família desempenham um papel crucial na coordenação dos cuidados ao paciente, na gestão dos efeitos colaterais dos tratamentos propostos, no monitoramento da recorrência do câncer e na promoção da saúde geral do paciente e seus entes queridos. Portanto, mesmo que os pacientes com câncer estejam em acompanhamento com o especialista focal, é muito importante que continuem sob os cuidados da APS, concomitantemente.

Além disso, o médico de família pode trabalhar em estreita colaboração com os especialistas focais em oncologia para que, assim, possam garantir uma abordagem mais integrada e abrangente, considerando não apenas a doença em si, mas as particularidades do paciente e de sua família. Dessa forma, uma abordagem multidisciplinar e uma comunicação eficaz entre os diferentes profissionais de saúde se tornam essenciais para garantir um tratamento mais humano, individualizado e adequado à realidade do paciente.

Nesse contexto, os profissionais da APS trabalham em parceria com os pacientes para desenvolver planos de cuidados personalizados, monitorar o progresso da doença, ajustar medicações, fornecer apoio contínuo e educar os pacientes sobre autogestão da condição. Isso inclui ajudá-los a entender sua doença, oferecer suporte emocional, adotar mudanças no estilo de vida e promover a aderência ao tratamento. Assim, curativos, manejo de sondas, apreensão por falta de conhecimento do que está acontecendo com o corpo e adaptações a novos estilos de vida, graças à condição oncológica, são alguns pontos nos quais a APS pode ajudar nos cuidados do indivíduo com câncer.

Em resumo, o papel da atenção primária no cuidado do paciente é abrangente e multifacetado. Vai desde a promoção da saúde e prevenção de doenças até o diagnóstico, tratamento, gerenciamento de condições crônicas, coordenação de cuidados e suporte emocional. Os profissionais de saúde da atenção primária são os principais responsáveis por fornecer cuidados de qualidade, acessíveis e contínuos, garantindo a saúde e o bem-estar geral dos pacientes. Os pacientes com câncer devem procurar a atenção primária quando estão preocupados com sintomas ou fatores de risco, enquanto a atenção especializada focal em oncologia é necessária para o diagnóstico e o tratamento específico do câncer. Ambos os tipos de atendimento desempenham papéis complementares e trabalham em conjunto para fornecer uma abordagem abrangente e coordenada dos cuidados com o paciente com câncer.

Obras que guiaram o texto e sugestões de leitura:

- BERRY-STOELZLE, Maresi; PARANG, Kim; DALY, Jeanette. Rural primary care offices and cancer survivorship care: part of the care trajectory for cancer survivors. *Health Services Research and Managerial Epidemiology*, v. 6, p. 2333392818822914, 2019.
- COBURN, Cassandra; COLLINGRIDGE, David. Primary care and cancer: integration is key. *The Lancet Oncology*, v. 16, n. 12, p. 1225, 2015.
- GRUNFELD, E. The two solitudes of primary care and cancer specialist care: is there a bridge? *Current Oncology*, v. 24, n. 2, p. 69-70, 2017.
- MENDES, Eugênio Vilaça *et al*. O cuidado das condições crônicas na atenção primária à saúde: o imperativo da consolidação da estratégia da saúde da família. Brasília: Organização Pan-Americana da Saúde, 2012.
- PARADA, Roberto *et al*. A política nacional de atenção oncológica e o papel da atenção básica na prevenção e controle do câncer. Revista de APS – Atenção Primária à Saúde, v. 11, n. 2, p. 199-206, abr./jun. 2008.
- ROUND, Thomas. Primary care and cancer: facing the challenge of early diagnosis and survivorship. *European journal of cancer care*, v. 26, n. 3, p. e12703, 2017.

- SACK, Robert A. The primary-care physician and cancer detection: the role of the Pap smear. *American Journal of Obstetrics and Gynecology*, v. 131, n. 2, p. 208-213, 1978.

Capítulo 7: Quais são as possibilidades de atendimento ao paciente com câncer?

*Jéssica Peixoto de Araújo e
Martins Fideles dos Santos Neto*

O atendimento ao paciente com câncer é uma questão complexa e abrangente que envolve uma série de possibilidades e abordagens. A maneira como um paciente com câncer é atendida varia de acordo com vários fatores, incluindo o estágio da doença, o tipo de câncer, as necessidades individuais do paciente e as opções disponíveis na infraestrutura de saúde.

Na atenção primária (Unidades Básicas de Saúde, por exemplo), o foco está na detecção precoce e prevenção. Os profissionais de saúde, como médicos de família e clínicos gerais, realizam exames regulares e promovem a conscientização sobre os fatores de risco associados ao câncer. Além disso, eles encaminham os pacientes para avaliação especializada caso haja suspeita de câncer, garantindo que o diagnóstico seja feito de forma precisa e rápida.

Na atenção secundária e terciária (hospitais oncológicos, por exemplo), os pacientes são avaliados por especialistas, como oncologistas, cirurgiões e radiologistas. Esses profissionais conduzem exames mais detalhados, como biópsias e exames de imagem avançados, para confirmar o diagnóstico e determinar a extensão da doença. Nesse estágio, discussões sobre as opções de tratamento são conduzidas em colaboração com o paciente e sua família. O foco é ainda o tratamento especializado e intensivo do câncer. Procedimentos cirúrgicos, quimioterapia, radioterapia e terapias-alvo são administrados por equipes de profissionais altamente especializados. Os pacientes são monitorados de perto quanto à resposta ao tratamento e quaisquer efeitos colaterais, visando proporcionar a melhor chance de recuperação.

Os tipos de tratamento disponíveis para o paciente com câncer incluem uma variedade de abordagens, como cirurgia para a remoção do tumor, quimioterapia para combater as células cancerígenas, radioterapia para destruir ou encolher tumores e terapias-alvo que se concentram em componentes específicos das células do câncer. A imunoterapia, que ativa o sistema imunológico do paciente para combater o câncer, também é uma opção em muitos casos. O atendimento para um paciente com câncer pode variar conforme suas necessidades. Os atendimentos envolvem: tratamento do câncer e das complicações ocasionadas pelo tratamento, acolhimento, reabilitação e habilitação e, por último, o monitoramento. Essas formas de atendimento devem ser administradas conforme necessário.

- Tratamento do câncer: cirurgia, radioterapia, quimioterapia, hormonioterapia e/ou transplante de medula óssea, lembrando que esses tratamentos podem ser aplicados de forma isolada ou em conjunto, variando de acordo com o caso do paciente.

O contexto do tratamento curativo | 51

- Tratamento das complicações ocasionadas pelo tratamento do câncer: existe a possibilidade de cuidar, avaliar e tratar os sinais e sintomas ocasionados pelo tratamento oncológico.

- Acolhimento: nesse tipo de possibilidade, observa-se o apoio psicológico, tanto para enfrentar o diagnóstico, o tratamento e, caso ocorram, sequelas, para enfrentamento dessa nova realidade.

- Reabilitação e habilitação: nessa fase são tratadas as sequelas físicas e emocionais que o câncer provocou no paciente, assim como as sequelas ocasionadas pelo próprio tratamento do câncer. Faz-se necessária uma equipe multidisciplinar, que irá cuidar de forma integral do paciente pós-tratamento da doença. Essa equipe é composta por enfermeiros, fisioterapeutas, terapeutas ocupacionais, médicos fisiatras, capelães, psicólogos, fonoaudiólogos, assistentes sociais, nutricionistas e educadores físicos. Os profissionais necessários são acionados conforme as necessidades do paciente.

- Monitoramento: nessa etapa, o paciente já foi reabilitado por toda a equipe multiprofissional e passa a ser monitorado em busca de novos focos de câncer ou progressão da doença. O acompanhamento pode ser trimestral, semestral ou anual. A partir das tecnologias, os pacientes podem ser monitorados com utilização do serviço de telessaúde, com a possibilidade de realizar a consulta da sua própria casa sem necessidade de se deslocar ao hospital.

Uma equipe multidisciplinar de profissionais de saúde desempenha papéis essenciais no atendimento ao paciente com câncer. Isso inclui oncologistas, enfermeiros, psicólogos, nutricionistas e trabalhadores sociais. Cada membro da equipe contribui com conhecimentos e habilidades específicas para garantir o tratamento abrangente e holístico do paciente, conforme o quadro a seguir.

PROFISSIONAL	ATIVIDADES
Enfermeiro	Esse profissional auxilia o paciente em diversas categorias: enfermeiro especializado em dor (realizando o manejo da dor e a educação da mesma), enfermeiro especializado em oncologia (sua atuação é direcionada aos cuidados, administração de medicação e terapias, manejo dos sintomas, atendimentos de urgência e emergência, planos de orientação educacional para o paciente e os familiares), enfermeiro especializado em estomaterapia (responsável por cuidar e orientar os familiares e pacientes sobre as lesões por pressão, desde a prevenção até o tratamento e fechamento das lesões), enfermeiro especializado em cuidados paliativos (este profissional oferta cuidados, nos quais o objetivo não é curar o câncer, mas, sim, realizar controle dos sintomas do paciente e manutenção da qualidade de vida).
Fisioterapeuta	Esse profissional é responsável por garantir a reabilitação e a manutenção física, motora e respiratória do paciente.
Capelão	Esse profissional é formado para assistir pessoas de diversas crenças. Atende todas as necessidades espirituais do paciente com câncer e de seus familiares/cuidadores.
Terapeuta ocupacional	Responsável por auxiliar o paciente em suas limitações funcionais e adaptar e recuperar as funções durante suas atividades de vida diária.
Médico fisiatra	Esse profissional é responsável por avaliar o paciente com câncer após o tratamento e determinar quais são os profissionais necessários para reabilitá-lo.
Psicólogo	O profissional oferta ao paciente e aos seus familiares suporte emocional. No que diz respeito ao câncer, ao tratamento e aos impactos que aqueles ocasionaram em suas vidas.

O contexto do tratamento curativo | 53

Fonoaudiólogo	Responsável por reabilitar e habilitar os pacientes que ficaram com sequelas de fala ou deglutição.
Assistente social	Esse profissional já inicia o acompanhamento do paciente e familiares/cuidadores desde o diagnóstico, na busca de recursos, sociais ou comunitários, direitos e benefícios do paciente com câncer, auxilia durante conflitos ocorridos em qualquer fase da doença, além de fornecer aconselhamento ao paciente.
Nutricionista	É responsável por situar planos nutricionais para a reabilitação e manutenção da saúde do paciente, direcionado especificamente aos aspectos nutricionais, e ainda auxiliar no alívio de sintomas como perda de peso, perda do paladar e muitos outros.
Educador físico	Esse profissional é responsável por recuperar e manter o condicionamento físico do paciente após o tratamento do câncer.
Odontologista	Esse profissional cuida da saúde bucal do paciente, que pode ser afetada durante o tratamento do câncer ou até mesmo com o desenvolvimento do câncer. São importantes integrantes no manejo da mucosite, por intermédio de tecnologias como, por exemplo, a laserterapia.

O local de atendimento do paciente também varia. Alguns pacientes podem receber cuidados no conforto de suas casas, especialmente em estágios avançados da doença ou durante tratamentos paliativos. O atendimento domiciliar envolve profissionais de saúde como enfermeiros, que administram medicamentos, fornecem cuidados paliativos e monitoram o estado do paciente. Em contrapartida, quando o tratamento ou a condição do paciente exigem, o atendimento hospitalar se torna essencial. Aqui, os pacientes podem passar por procedimentos cirúrgicos, receber tratamentos intensivos ou serem hospitalizados para observação e gerenciamento de complicações, como supramencionado.

O apoio familiar é crucial nesse processo. A família não apenas oferece suporte emocional, mas também desempenha um papel importante na adesão ao tratamento e no bem-estar geral do paciente. No entanto, o atendimento profissional é igualmente vital, pois os profissionais de saúde trazem o conhecimento técnico necessário para tratar o câncer de forma eficaz.

Em resumo, as possibilidades de atendimento ao paciente com câncer são amplas e diversas, abrangendo desde a detecção precoce até o tratamento especializado, considerando diferentes níveis de atenção, locais de atendimento, tipos de tratamento e uma equipe interdisciplinar de profissionais de saúde, sempre com o apoio fundamental da família e de profissionais qualificados.

Obras que guiaram o texto e sugestões de leitura:

- AGUIAR, Francisca Alanny Rocha *et al*. Produção do cuidado na rede de atenção ao câncer de mama: revisão integrativa. *SANARE-Revista de Políticas Públicas*, v. 17, n. 1, 2018.
- ABREU, Silvio Carlos Coelho de. *Monitoramento do usuário portador de câncer de boca no sistema de saúde da zona leste do município de São Paulo*. 2022. Tese (Doutorado) – Universidade de São Paulo.
- CAMPOS, Angélica Atala Lombelo *et al*. Tempo para diagnóstico e tratamento do câncer de mama na assistência pública e privada. *Revista Gaúcha de Enfermagem*, v. 43, p. e20210103, 2022.
- DE SOUSA, Rayane Siqueira *et al*. Tratamento do câncer de próstata: radioterapia, quimioterapia e plantas medicinais como alternativa terapêutica. *Revista Eletrônica Acervo Saúde*, v. 11, n. 9, p. e537-e537, 2019.
- MAGALHÃES, Juliana Cristina; DE JESUS, Vitória Ribeiro; AMARAL, Rita Goreti. Percepção das usuárias sobre o acesso e a qualidade dos serviços de atenção terciária à saúde com ênfase no câncer do colo do útero. *Brazilian Journal of Development*, v. 9, n. 05, p. 18119-18134, 2023.

- MELO, Vivianne Lima de. *Avaliação da satisfação dos usuários de serviço de atenção à saúde da pessoa com estomia*. 2023. Trabalho de Conclusão de Curso – Universidade Federal do Rio Grande do Norte.
- DA SILVA, Gislaine Scholtz *et al*. O apoio familiar no tratamento do paciente oncológico: uma revisão narrativa. *Revista da Saúde da AJES*, v. 6, n. 12, 2020.
- SOUZA, M. C. *et al*. Ferramentas e aspectos subjetivos do cuidar: um olhar das pessoas que vivem com câncer no ambiente hospitalar. *Revista UNILUS Ensino e Pesquisa*, v. 18, n. 52, p. 111-120, 2021.
- TOLEDO, Silvia Rosa de Souza *et al*. Fluxo assistencial de usuárias com câncer de mama na rede pública de atenção à saúde. 2016.

Capítulo 8: Como a telessaúde acessa o paciente com câncer?

Juliana Colaço Pereira Miron, Ricardo Cristino da Silva, Ligia Miguel Petroni, Hellen Juliana Lopes Simone, Arthur Alves Nascimento, Gabriele Bento Sarri, Laura Crispim Marques Malaquias, Nathalia Santos Moreira, Patricia Helena Torres Alves da Silva, Martins Fideles dos Santos Neto, Fabiola Cardoso Clemente, Amanda Rodrigues Martinez e Daniela Donadon de Oliveira Rodrigues

A telessaúde tem se mostrado ser uma ferramenta valiosa no acesso a cuidados médicos, especialmente para pacientes com câncer. Ele proporciona uma abordagem inovadora e acessível, permitindo que os pacientes recebam orientações, monitoramento e suporte sem a necessidade de deslocamento constante até os hospitais ou clínicas.

A telessaúde na oncologia refere-se à aplicação das tecnologias de comunicação e informação para fornecer serviços de saúde à distância a pacientes com câncer. Isso engloba teleconsultas com oncologistas, monitoramento remoto da saúde do paciente durante o tratamento, educação sobre a doença e seus cuidados, assim como a utilização de plataformas digitais para fornecer apoio psicológico e informações relevantes. Essa abordagem visa melhorar o acesso a cuidados especializados, permitir uma comunicação contínua entre pacientes e profissionais de saúde, e oferecer suporte abrangente ao longo do continuum do tratamento do câncer, promovendo uma abordagem mais holística e conveniente.

A telessaúde e a saúde digital estão intrinsecamente interligadas, representando duas facetas complementares da revolução tecnológica na área da saúde. Enquanto a telessaúde se concentra na prestação de serviços médicos à distância, através de consultas virtuais e monitoramento remoto, a saúde digital abrange um espectro mais amplo de soluções digitais, como aplicativos de saúde, dispositivos vestíveis e registros eletrônicos de saúde. A saúde digital fornece a base tecnológica que sustenta a telessaúde, permitindo a coleta e análise de dados de pacientes, a comunicação segura entre profissionais de saúde e pacientes, além de oferecer ferramentas para o autocuidado e gestão da saúde. Juntas, essas abordagens estão transformando fundamentalmente a forma como os cuidados de saúde são entregues e experimentados, promovendo maior acessibilidade, eficiência e personalização no setor.

O uso do serviço de telessaúde oferece um conjunto diversificado de benefícios significativos para os pacientes. Ele proporciona maior acessibilidade aos cuidados de saúde, eliminando barreiras geográficas e reduzindo a necessidade de deslocamento. Isso resulta em economia de tempo e recursos, além de minimizar o desconforto associado às viagens frequentes. Além disso, a telessaúde permite consultas mais flexíveis e convenientes, promovendo uma interação contínua com profissionais de saúde, esclarecimento de dúvidas e monitoramento remoto da condição de saúde. Isso resulta em uma abordagem mais personalizada e centrada no paciente, contribuindo para uma melhor adesão ao tratamento, maior engajamento na gestão da saúde e potencialmente melhorando os resultados clínicos e a qualidade de vida.

No contexto do câncer, a telessaúde oferece diversas formas de acessar os pacientes:

FORMAS DE ACESSAR OS PACIENTES	
Teleconsultas	Através de videoconferências, os pacientes podem se consultar com seus oncologistas ou outros especialistas de forma remota. Isso é particularmente útil para discussões sobre diagnóstico, planejamento de tratamento, avaliação de resultados e esclarecimento de dúvidas.
Monitoramento remoto	Pacientes em tratamento contínuo podem ser monitorados remotamente por meio de dispositivos médicos conectados, que enviam informações vitais e dados sobre os tratamentos para os profissionais de saúde. Isso permite ajustes mais precisos nas terapias e detecção precoce de possíveis complicações.
Aconselhamento psicológico	O diagnóstico de câncer frequentemente traz impactos emocionais significativos. Com a telessaúde, pacientes podem acessar serviços de aconselhamento psicológico de maneira remota, recebendo suporte para lidar com o estresse, ansiedade e depressão associados à doença.
Educação e informações	Plataformas de telessaúde podem oferecer informações detalhadas sobre a doença, tratamentos, efeitos colaterais e cuidados pós-tratamento. Isso empodera os pacientes a entenderem melhor sua condição e participarem ativamente das decisões relacionadas à saúde.
Segunda opinião	Através da telessaúde, os pacientes podem buscar segundas opiniões de especialistas renomados, mesmo que estejam geograficamente distantes. Isso pode ajudar a garantir que as decisões de tratamento sejam bem fundamentadas.
Acompanhamento após alta hospitalar	Após cirurgias ou tratamentos intensivos, os pacientes podem continuar a ser monitorados e receber orientações de cuidados pós-tratamento através de consultas virtuais, garantindo uma transição mais suave para a vida cotidiana.

É importante notar que o sucesso da telessaúde no acesso a pacientes com câncer depende de infraestrutura tecnológica sólida, regulamentações claras de privacidade e segurança de dados, além da colaboração entre profissionais de saúde, pacientes e familiares. Enquanto a tecnologia avança, a telessaúde tem o potencial de melhorar a qualidade de vida dos pacientes oncológicos, tornando os cuidados médicos mais acessíveis e convenientes.

A montagem de uma estação de computadores para um setor de telessaúde exige uma abordagem minuciosa para atender às demandas específicas dessa área em constante evolução. A escolha dos componentes é crucial, começando com a seleção de computadores equipados com processadores de alto desempenho e memória RAM adequada, visando a execução eficiente de videoconferências em tempo real e aplicativos complexos de gerenciamento de pacientes. A presença de câmeras e microfones de alta qualidade é fundamental para garantir uma comunicação nítida e sem interferências entre médicos e pacientes, criando um ambiente virtual de confiança e compreensão.

Ademais, a ergonomia e a experiência do usuário não podem ser negligenciadas. Monitores de tamanho apropriado e resolução clara devem ser escolhidos para oferecer uma visualização confortável durante as consultas virtuais, permitindo a análise precisa de informações clínicas e o estabelecimento de conexões humanas significativas. A conectividade também desempenha um papel vital; portanto, a integração de internet ou Wi-Fi de alta velocidade nos computadores é crucial para garantir videoconferências sem interrupções, preservando a fluidez e a eficácia das interações virtuais.

No entanto, a segurança e a privacidade dos dados são questões de máxima prioridade. Os computadores do parque seriam equipados com medidas de proteção avançadas, como autenticação biométrica e criptografia de dados, para salvaguardar as informações confidenciais dos pacientes, garantindo conformidade com os padrões regulatórios e promovendo a confiança no sistema.

Além disso, a compatibilidade dos computadores com os *softwares* de telessaúde é um fator crítico, assegurando que plataformas de videoconferências e registros eletrônicos de saúde (EHRs) possam ser integrados sem dificuldades e proporcionar uma experiência de usuário fluida e uma gestão eficiente das informações clínicas.

A utilização da telessaúde por pacientes enfrentando a batalha contra o câncer surge como uma ferramenta de importância crescente. No entanto, apesar de seus benefícios, a adesão a essa abordagem enfrenta desafios significativos. Muitos pacientes ainda preferem consultas presenciais, buscando a proximidade física com seus médicos e equipes de saúde, o que pode ser um obstáculo à adoção da telessaúde. Além disso, a familiarização com a tecnologia e a educação tecnológica dos pacientes podem se apresentar como barreiras adicionais, impedindo a utilização eficaz desses serviços remotos.

No entanto, é crucial que os pacientes compreendam a crescente importância da telessaúde em seus regimes de tratamento. À medida que a tecnologia evolui, os sistemas de telessaúde estão se adaptando para oferecer interfaces mais amigáveis e acessíveis, reduzindo as dificuldades tecnológicas enfrentadas pelos pacientes. Uma abordagem gradual e educativa para a introdução da telessaúde pode ajudar a mitigar essas preocupações.

Para contornar as barreiras, os pacientes podem gradualmente incorporar a telessaúde à sua jornada de tratamento, pedindo apoio de familiares ou cuidadores para facilitar a comunicação virtual com a equipe de saúde. Isso não apenas reduz a sensação de isolamento, mas também promove uma relação de confiança entre o paciente e os profissionais de saúde, auxiliando na adaptação à nova forma de cuidado.

As vantagens da telessaúde são notáveis. A economia de custos é um aspecto importante, reduzindo os gastos associados a deslocamentos frequentes e custos indiretos relacionados a viagens. Além disso, a telessaúde elimina o estresse e o desconforto das viagens, permitindo que os pacientes acessem cuidados de qualidade no conforto de seus lares. Isso também minimiza a exposição a outros pacientes, o que é particularmente importante em situações de imunossupressão. A capacidade de se conectar virtualmente à equipe de saúde também proporciona uma maneira eficiente de lidar com casos graves, monitorando a evolução da doença e ajustando o tratamento de acordo com a necessidade.

Conforme a tecnologia se integra cada vez mais à área da saúde, é fundamental que pacientes com câncer considerem gradualmente a incorporação da telessaúde em suas jornadas. Com paciência, apoio e educação tecnológica, essa abordagem oferece um canal valioso para melhorar a qualidade dos cuidados, promover a conveniência e reduzir os fardos emocionais e financeiros associados ao tratamento oncológico.

Particularidades TELESSAÚDE do Hospital de Amor Barretos

No Hospital de Amor de Barretos temos o serviço de Telessaúde (Saúde Digital), que tem como prioridade dar apoio ao paciente oncológico, a fim de disponibilizar consulta por vídeo para: tratamento, segmento, resultado de exames, toxicidades após quimioterapia e atendimento imediato através do Tele CIA (Centro de Intercorrência Ambulatorial).

A Telessaúde tem como objetivo cuidar e prestar atendimento qualificado, aplicando sempre a humanização e a resolutividade.

Hoje contamos com três projetos para monitoramento de pacientes, entre eles o monitoramento de pacientes em vigência de quimioterapia, monitoramento de pacientes com câncer de mama com alguns critérios de inclusão pelo aplicativo de monitoramento e o Tele CIA.

O paciente é monitorado pelos enfermeiros e médicos do Departamento da Oncologia e reporta diariamente suas queixas e dúvidas de forma simples e dinâmica, com os sintomas ilustrados em forma de desenhos e de fácil compreensão, além do aspecto emocional que também é acompanhado. A partir das queixas, a equipe de enfermagem segue um fluxograma e o protocolo de condutas da equipe médica e, quando necessário, discute o caso com a equipe médica; a partir disso, direciona o atendimento, normalmente orienta uso de medicações, solicita avaliação médica na origem ou em nossos ambulatórios e na CIA (Centro de Intercorrência Ambulatorial).

O Tele CIA tem a função de aproximar o paciente da equipe do Hospital de Amor, facilitando a comunicação do paciente e familiares com a equipe de enfermeiros especialistas, através do contato telefônico por iniciativa do próprio paciente, **ajudando-o a resolver questões relacionadas à saúde,** como dor, náuseas, vômitos e diarreia, orientações quanto ao uso de medicações e dispositivos como sondas de alimentação e diurese (urina), drenos e feridas cirúrgicas, toxicidade de quimioterapia, assim como auxiliar nos casos mais graves, nos quais é necessário o contato com a equipe médica para discussão de casos.

O monitoramento de quimioterapia visa acompanhar pacientes que realizaram sua primeira sessão de quimioterapia de acordo com os critérios previamente estabelecidos, reforçando as orientações e principais cuidados após a quimioterapia. Com isso, até o terceiro dia após a sessão de quimioterapia, nossa equipe de enfermeiros entra em contato para verificar como os pacientes se encontram, informando o telefone da Telessaúde, bem como reforçando os sinais de gravidade. Nesse contexto, o paciente que estiver com qualquer queixa deve ligar para o serviço de telessaúde, relatar os sintomas para que o enfermeiro, em conjunto com a equipe médica, possa orientar, intervir, acompanhar e resolver as queixas.

Em relação ao teleatendimento de triagem no Hospital de Amor de Barretos, há um processo prévio abrangente. Uma vez encaminhado para a triagem, o paciente inicialmente interage com o setor administrativo da central de triagem, onde seus documentos são coletados e anexados ao prontuário. Se o paciente cumpre os critérios de elegibilidade e prossegue para a triagem, uma consulta é agendada com enfermeiras navegadoras. No dia anterior, o paciente recebe um lembrete e confirmação da consulta, que ocorre através de teletriagem. Durante a teletriagem, as enfermeiras conduzem todos os procedimentos, verificando a disponibilidade de documentos e exames. Caso todos os requisitos sejam atendidos, o paciente é encaminhado para avaliação médica. Caso contrário, a organização de exames é agendada e uma nova teletriagem é programada. Uma vez que tudo esteja em ordem, o paciente é direcionado para atendimento médico.

Obras que guiaram o texto e sugestões de leitura:

- JORGE, Monica. O que é Telemedicina e como funciona? *Portal telemedicina*, 2021. Disponível em: https://portaltelemedicina.com.br/telemedicina-o-que-e-e-como-funciona. Acesso em: 14 set. 2023.
- MINISTÉRIO DA SAÚDE. *Lei 14.510, de 27 de dezembro de 2022,* https://www.planalto.gov.br/ccivil_03/_ato2019-2022/2022/lei/L14510.htm#:~:text=LEI%20N%C2%BA%2014.510%2C%20DE%2027,15%20de%20abril%20de%202020. Acesso em: 27 nov. 2023.
- LGPD - *Lei 13.787 de dezembro de 2018, que regulamenta a utilização dos Prontuários Eletrônicos do Paciente (PEP).*

- Ministério da Saúde. Portaria n.º 467, de 20 de março de 2020. Disponível em: https://www.planalto.gov.br/ccivil_03/portaria/prt/portaria%20n%C2%BA%20467-20-ms.htm. Acesso em: 27 nov. 2023.
- MALDONADO, Jose Manuel et al. Telemedicina: desafios à sua difusão no Brasil. Cadernos de Saúde Pública. vol. 2, no. 32, pp. e00155615, 2016.
- MIRANDA, Marina. LGPD e telemedicina: para além do consentimento. *Jusbrasil*, 2022. Disponível em: https://marinamirandasociedadeadv.jusbrasil.com.br/artigos/1515755634/lgpd-e-telemedicina-para-alem-do-consentimento#:~:text=Dentre%20essas%20quest%C3%B5es%2C%20um%20dos%20pontos%20que%20mais,o%20compartilhamento%2C%20salvo%20em%20caso%20de%20emerg%C3%AAncia%20m%C3%A9dica. Acesso em: 14 set. 2023.
- MINISTÉRIO DA SAÚDE. *PORTARIA GM/MS nº 1348* . Disponível em: https://in.gov.br/en/web/dou/-/portaria-gm/ms-n-1.348-de-2-de-junho-de-2022-405224759. Acesso em: 27 nov. 2023.
- MINISTÉRIO DA SAÚDE. Resolução n.º 2314/2022 do Conselho Federal de Medicina (CFM). Disponível em: https://in.gov.br/en/web/dou/-/portaria-gm/ms-n-1.348-de-2-de-junho-de-2022-405224759. Acesso em: 27 nov. 2023.
- SCHWARTZ, Germano. Os direitos do paciente na telemedicina. *Empório do direito*, 2022. Disponível em: https://www.scielosp.org/pdf/rpsp/2010.v28n1/58-65. . Acesso em: 14 set. 2023.

Capítulo 9: Quais são os tratamentos contra o câncer?

Daniel D'Almeida Preto e João Neif Junior

O tratamento do câncer geralmente envolve uma abordagem multidisciplinar, com a combinação de várias modalidades e estratégias. O objetivo principal é eliminar ou controlar o crescimento do tumor, prevenir sua disseminação para outras partes do corpo e melhorar a qualidade de vida do paciente. A escolha da melhor modalidade terapêutica está relacionada ao tipo, estágio e localização do câncer, bem como as características individuais do paciente; no entanto, existem algumas etapas comuns que precedem a definição terapêutica.

A fase do diagnóstico envolve o processo de identificação e confirmação do câncer através de exames médicos, testes de imagem, biópsia e análise laboratorial das amostras de tecido. O diagnóstico correto é essencial para determinar o tipo de câncer, seu estágio e outras características importantes para o planejamento do tratamento.

A fase de estadiamento ocorre após o diagnóstico, para determinar o quanto ele se disseminou no corpo. O estadiamento é baseado em fatores como o tamanho do tumor, envolvimento dos gânglios linfáticos e presença de metástases. O estágio do câncer ajuda a orientar as opções de tratamento e a estimativa do prognóstico.

Posteriormente vem a fase do planejamento do tratamento, no qual, com base nesses aspectos, uma equipe médica especializada, incluindo oncologistas, cirurgiões, radioterapeutas e outros profissionais de saúde, desenvolve um plano de tratamento personalizado. Isso pode incluir uma ou várias modalidades de tratamento, entre elas:

MODALIDADES DE TRATAMENTO DO CÂNCER	
Cirurgia	É um procedimento no qual o tumor e, possivelmente, os tecidos circundantes são removidos. A cirurgia é frequentemente usada para remover tumores localizados em uma área específica do corpo.
Radioterapia	Utiliza radiação de alta energia para destruir as células cancerígenas. Pode ser administrada externamente (por meio de máquinas que emitem radiação) ou internamente (com o uso de materiais radioativos colocados diretamente no tumor ou na área afetada).
Quimioterapia	Envolve o uso de medicamentos (quimioterápicos) para destruir as células cancerígenas em todo o corpo. Esses medicamentos podem ser administrados por via oral, intravenosa ou por outros métodos, e atingem tanto as células cancerígenas quanto as células saudáveis em crescimento rápido.
Terapia-alvo	Usa medicamentos projetados para atacar alvos específicos nas células cancerígenas, bloqueando o crescimento e a disseminação do tumor. A terapia-alvo é mais direcionada às células cancerígenas do que à quimioterapia convencional, o que pode reduzir os efeitos colaterais.

Imunoterapia	Estimula o sistema imunológico do paciente a reconhecer e combater as células cancerígenas. Pode envolver o uso de anticorpos monoclonais, vacinas contra o câncer ou outras abordagens para aumentar a resposta imunológica.
Hormonioterapia	Usada no tratamento de cânceres sensíveis a hormônios, como câncer de mama e próstata. A hormonioterapia bloqueia ou diminui a produção ou ação dos hormônios que estimulam o crescimento das células cancerígenas.
Transplante de células-tronco	Envolve a substituição das células doentes da medula óssea por células-tronco saudáveis, geralmente após tratamentos como quimioterapia ou radioterapia de altas doses.
Crioablação	Também conhecida como crioterapia, é uma modalidade de tratamento que mata as células cancerígenas através de seu congelamento. Durante a crioablação, uma agulha fina em forma de bastão é inserida diretamente no tumor e gases muito frios são injetados para matar as células cancerígenas.
Ablação por radiofrequência	Este tratamento usa energia elétrica para aquecer as células cancerígenas, levando-as à morte. A energia de alta frequência passa por uma agulha em contato com o tumor e faz com que o tecido circundante aqueça, matando as células próximas.

O tratamento do câncer muitas vezes envolve um sequenciamento ou combinação dessas modalidades. O tratamento primário é definido como a estratégia de remover completamente o câncer do organismo (por exemplo, uma cirurgia para retirar um tumor localizado na mama) ou eliminar todas as células cancerígenas (por exemplo, o uso de quimioterapia para tratar uma leucemia).

Denominamos de **tratamento neoadjuvante** aquele realizado antes da cirurgia ou tratamento primário, com o objetivo de reduzir o tamanho do tumor, tornando-o mais operável ou facilitando a remoção completa. Geralmente consistem nos tratamentos sistêmicos como a quimioterapia, hormonioterapia, terapia-alvo, imunoterapia, mas em alguns casos também podem envolver a radioterapia.

Já o tratamento que é realizado após uma cirurgia ou tratamento primário chama-se adjuvante. É indicado com o objetivo de minimizar o risco de recorrência, após a remoção completa do tumor. Pode ser realizado com terapias sistêmicas ou radioterapia.

Em alguns casos, utilizamos mais do que uma estratégia simultaneamente, o tratamento concomitante. A utilização de modalidades terapêuticas com efeitos sinérgicos pode trazer o benefício de uma potencialização de eficácia, seja com diferentes quimioterapias combinadas, imunoterapia associada a terapia-alvo ou até mesmo uma terapia sistêmica somada à radioterapia.

A finalidade do tratamento oncológico pode ter duas abordagens distintas, o tratamento curativo e o paliativo:

- **Tratamento curativo**: tem como objetivo principal a cura da doença, ou seja, eliminar o câncer do corpo do paciente. Ele é aplicado quando há possibilidade de remoção completa do tumor e quando não há evidência de metástase (disseminação do câncer para outras partes do corpo). O resultado após um tratamento é a ausência total de doença.

- **Tratamento paliativo**: é voltado para o alívio dos sintomas e melhoria da qualidade de vida dos pacientes que têm câncer avançado ou incurável. Pode incluir as terapias onco específicas citadas anteriormente, bem como medicamentos para controlar os sintomas como, por exemplo, analgésicos e opioides para reduzir a dor, trazendo conforto e bem-estar aos pacientes.

Vale ressaltar que o tratamento curativo e o paliativo não são mutuamente exclusivos. Em algumas situações, pode-se adotar uma abordagem combinada, onde o tratamento curativo é oferecido para eliminar o câncer existente, enquanto o tratamento paliativo é utilizado simultaneamente para controlar sintomas e melhorar a qualidade de vida.

Quando uma terapia se encontra em fase de desenvolvimento ou avaliação do seu real benefício, ela pode ser oferecida ao paciente por meio de um estudo clínico. A pesquisa clínica normalmente ocorre em fases, começando com estudos em laboratório e modelos animais, e progredindo para ensaios clínicos em humanos. Os ensaios clínicos são projetados para avaliar a segurança, eficácia e tolerância de novos tratamentos, bem como compará-los com os tratamentos padrão existentes.

Os estudos clínicos são conduzidos de acordo com rigorosos padrões éticos e regulatórios, e os pacientes são cuidadosamente monitorados durante seu curso. A participação em um estudo de pesquisa clínica pode ajudar a contribuir para o avanço do conhecimento médico e potencialmente beneficiar outros pacientes no futuro.

Algumas estratégias alternativas são procuradas por pacientes na tentativa de obter melhores resultados e mais eficácia durante o tratamento oncológico. A medicina integrativa pode não desempenhar um papel direto na cura do câncer, mas auxilia os pacientes a lidar com os sinais e sintomas causados pelo câncer ou pelos tratamentos em curso, como ansiedade, fadiga, náuseas e vômitos, dor, dificuldade para dormir e estresse. Alguns exemplos dessas estratégias são: acupuntura, aromaterapia, hipnose, musicoterapia, massagem, meditação, técnicas de relaxamento, terapia cognitivo comportamental, entre outras.

É importante mencionar que cada caso é único, e o tratamento deve ser personalizado para atender às necessidades individuais de cada paciente.

Obras que guiaram o texto e sugestões de leitura:

- BC CANCER. Treatment types. 2023. Disponível em: https://www.cancer.org/cancer/managing-cancer/treatment-types.html
- KRISTENSEN, Lasse Sommer; NIELSEN, Helene Myrtue; HANSEN, Lise Lotte. Epigenetics and cancer treatment. *European journal of pharmacology*, v. 625, n. 1-3, p. 131-142, 2009.
- LAVORGNA, Giovanni; MONTORSI, Francesco; SALONIA, Andrea. Re: Exercise and Cancer Treatment: balancing patient needs. Lancet Oncol, 2018; v. 19, n. 715: Cancer Prevention and Treatment: more than exercising. *European Urology*, v. 74, n. 5, p. e122-e123, 2018.
- MAYO CLINIC. Cancer treatment. 2023. Disponível em: https://www.mayoclinic.org/tests-procedures/cancer-treatment/about/pac-20393344. Acesso em: 14 set. 2023.
- NATIONAL CANCER INSTITUTE. Types of cancer Treatment. 2023. Disponível em: https://www.cancer.gov/about-cancer/treatment/types. Acesso em: 14 set. 2023.

Capítulo 10: Unidade de terapia intensiva - o paciente crítico com câncer

Ulisses Sadoco de Oliveira

Durante o tratamento oncológico, em especial, com o avanço e gravidade da doença, os pacientes podem apresentar alterações importantes em seu estado clínico, ocasionando danos irreversíveis ou até a morte. Esses pacientes são considerados como pacientes críticos, ou seja, precisam de cuidados emergenciais.

Com o avanço e agravamento da condição de saúde, os pacientes com câncer eventualmente enfrentarão pelo menos um episódio de urgência médica, requerendo cuidados intensivos devido a complicações agudas associadas à doença em si ou não (por exemplo, bloqueio das vias respiratórias em pacientes com câncer de pulmão) ou ao seu tratamento (por exemplo, síndrome de lise tumoral após sessões de quimioterapia). Além disso, também podem necessitar de cuidados pós-operatórios após cirurgias de grande porte ou, em menor frequência, de monitoramento durante tratamentos que carregam um potencial risco de complicações.

Portanto, com o surgimento dessas complicações, o paciente oncológico crítico requer o acompanhamento de uma equipe especializada e o atendimento em unidades de terapia intensiva (UTIs), a fim de que seja possível o diagnóstico precoce das alterações apresentadas e também a determinação do melhor tratamento.

Entre os recursos disponíveis para assistência ao paciente nas UTIs destacam-se: ventilação mecânica (VM), antibioticoterapia intravenosa (IV) de largo espectro, diálise peritoneal, hemodiálise venovenosa contínua, procedimentos de sedação e analgesia e monitoração hemodinâmica invasiva e não invasiva.

Atualmente, o atendimento ao paciente crítico oncológico nessas unidades tem sido considerado de grande importância, pois visa, entre outros aspectos, diminuir a morbimortalidade dessa população, reduzir danos aos pacientes, manter a função orgânica, bem como devolver a funcionalidade e qualidade de vida, em uma perspectiva individual, minimizando o sofrimento.

Em geral, a assistência a este paciente nas UTIs visa o manejo das seguintes complicações: imunidades e infecções, distúrbios da hemostasia sanguínea, síndrome da veia cava superior, distúrbios hidreletrolíticos e metabólicos, síndrome de lise tumoral e toxicidade de medicações quimioterápicas.

Dessa forma, para garantir que a assistência seja conduzida de maneira apropriada, é essencial que o paciente passe por uma avaliação inicial de suas condições metabólicas, funcionais e nutricionais. Essa avaliação auxiliará a equipe multiprofissional a determinar o melhor tratamento, tendo em vista as condições críticas do paciente e o estágio da doença.

Em geral, a avaliação inicial deve contemplar a identificação de informações que possibilitem a compreensão de quem é a pessoa doente, suas preferências e dificuldades, aspectos relacionados à evolução da doença e tratamentos já realizados, necessidades e sintomas atuais, exame físico, medicamentos e intervenções clínicas propostas, impressão a respeito do prognóstico e expectativas com relação ao tratamento atual.

É crucial ressaltar que pacientes oncológicos em estado crítico devem ser monitorados de forma a possibilitar que a equipe médica responsável tome prontamente a decisão de encaminhá-los para a Unidade de Terapia Intensiva (UTI) ao identificar o primeiro indício de alteração ou disfunção orgânica. Isso se deve ao fato de que a prevenção ou tratamento imediatos dessas alterações desempenham um papel fundamental na estabilização do paciente.

A tomada de decisão sobre a necessidade de internação do paciente oncológico na UTI ocorre por meio da interação e comunicação entre os profissionais de oncologia e equipe multiprofissional da UTI, considerando aqui as condições clínicas, prognóstico e curso do tratamento.

Independente dos motivos que levaram o paciente à UTI, os mesmos deverão receber sempre tratamento integral que considere as necessidades físicas, psicológicas e espirituais, sendo a assistência realizada numa abordagem multiprofissional, onde profissionais de diferentes categorias desempenham importante papel no cuidado.

Entre os profissionais que atuam nesse contexto, o enfermeiro é responsável pelo planejamento da assistência, devendo estar atento aos sinais e sintomas apresentados pelo paciente e intervir sempre que necessário para evitar maiores complicações durante o curso do tratamento. O farmacêutico atua nas decisões sobre o uso adequado das medicações, controle das reações adversas ou ineficácia terapêutica e combinação medicamentosa. Ao nutricionista compete a avaliação nutricional e manejo de complicações relacionadas à terapia neoplásica, que podem resultar em desequilíbrios eletrolíticos, perda de peso, fraqueza, falta de apetite, náusea, vômito, mucosite e desnutrição.

Já o fisioterapeuta é quem procede à triagem dos pacientes, acompanha a monitorização hemodinâmica, respiratória e neurológica, realizando, quando necessário, a avaliação motora e o suporte ventilatório diante de algum comprometimento cardiorrespiratório. Sempre que necessário, o paciente contará ainda com a assistência de psicólogos, assistentes sociais, fonoaudiólogos, dentistas e terapeutas ocupacionais.

Além da abordagem terapêutica, o tratamento ao paciente oncológico crítico deve englobar uma comunicação clara e efetiva, a atenção aos familiares e acompanhantes e as preferências e determinações em relação aos cuidados de fim de vida.

A comunicação clara é importante, pois estabelece uma relação de confiança entre os médicos, equipe de saúde e familiares, facilitando o entendimento entre as partes, melhor aceitação em relação ao tratamento e realiza, por meio da escuta, acolhimento e a verificação de que as partes envolvidas no processo compreenderam as informações transmitidas.

A atenção aos familiares ocorre por meio da identificação de suas necessidades e da participação daqueles no processo de decisão dos procedimentos e tratamentos aos quais o paciente será submetido, do entendimento de como o paciente e seus familiares desejam receber as informações, ou seja, do esclarecimento das dúvidas e demandas apresentadas.

Por sua vez, as preferências e determinações dos pacientes em relação aos cuidados em fim de vida estão relacionadas ao respeito às decisões do paciente por parte da equipe de saúde e seus responsáveis sobre os tratamentos menos invasivos, em especial os paliativos; a facilitação das discussões sobre final de vida e o processo de morte e morrer; o esclarecimento aos membros da equipe multiprofissional e familiares sobre cada etapa do cuidado e a oferta de suporte para o enfrentamento da situação.

Em resumo, a assistência ao paciente oncológico crítico requer uma avaliação integral por toda a equipe multiprofissional de saúde, tendo como objetivo principal a identificação das complicações por ele apresentadas, seja em relação à sua patologia, seja ao tratamento ao qual foi submetido, e, também, a determinação das medidas de prevenção e tratamento destas.

Assim, todos os esforços devem ser realizados para tratar adequadamente o paciente oncológico crítico, proporcionando um cuidado integral, humanizado, individualizado, sendo o mesmo adaptado à sua condição atual. Para isso é importante a integração entre a equipe de terapia intensiva, de oncologia e familiares, a fim de que juntos possam refletir sobre os fatores relacionados à doença e ao tratamento, possibilitando resultados satisfatórios em relação à estabilidade clínica e prevenção de complicações desta população.

Obras que guiaram o texto e sugestões de leitura:

- AMENDOLA, C. P.; SANTOS, R. A.; SILVA, U. V. A. (Orgs.). *Terapia intensiva em oncologia*. Rio de Janeiro: Rubio, 2019.
- AZOULAY, E.; SOARES, M.; DARMON, M.; BENOIT, D.; PASTORES, S.; AFESSA, B. Intensive care of the cancer patient: recent achievements and remaining challenges. *Ann Intensive Care*, v. 1, n. 1, p. 5, 23 mar. 2011.
- FONSECA, R. F.; COELHO, O. F. L. (Eds.). *Urgências oncológicas no pronto-socorro:* uma abordagem para o clínico. São Paulo: Atheneu, 2014.
- FORNASIER, G.; TABORELLI, M.; FRANCESCON, S.; POLESEL. J.; ALIBERTI, M.; DE PAOLI, P. *et al*. Targeted therapies and adverse drug reactions in oncology: the role of clinical pharmacist in pharmacovigilance. *Int J Clin Pharm*, v. 40, n. 4, p. 795-802, 2018. https://pubmed.ncbi.nlm.nih.gov/29785683/.
- FUMIS, R. R. L. Necessidades das famílias. *In*: AMENDOLA, C. P.; SANTOS, R. A.; SILVA, U. V. A. (Orgs.). *Terapia intensiva em oncologia*. Rio de Janeiro: Rubio, 2019. p. 647-651.
- MACHADO HERCOS, T.; DE SIQUEIRA VIEIRA, F.; SILVA DE OLIVEIRA, M.; SCATRALHE BUETTO, L.; MEGUMI NAKA SHIMURA, C.; MEGUMI

SONOBE, H. O trabalho dos profissionais de enfermagem em Unidades de Terapia Intensiva na assistência ao paciente oncológico. *Rev Bras Cancerol*, v. 60, n. 1, p. 51-58, 2014.

- MENEZES, T. M.; RINALDI, A.; NÓVOA, R. S. Avaliação nutricional. *In*: AMENDOLA, C. P.; SANTOS, R. A.; SILVA, U. V. A. (Orgs.). *Terapia intensiva em oncologia*. Rio de Janeiro: Rubio, 2019. p. 443-446.
- MASTROANTONI, E.; MORAIS JÚNIOR, S. L. A. O fisioterapeuta como membro da equipe multiprofissional no Pronto Socorro. *J Health Sci*, v. 20, n. 1, p. 34-39, 2018.
- PATTISON, N.; O'GARA, G.; WIGMORE, T. Negotiating transitions: involvement of critical care outreach teams in end-of-life decision making. *Am J Crit Care*, v. 24, n. 3, p. 232-240, 2015.
- SANTANA, S. C. G.; DE B. CÂMARA, D. Percepção e expectativas de pacientes com câncer acerca das diretivas antecipadas de vontade. *Rev Bras Cancerol*, v. 68, n. 1, p. e-181625, 2022.
- SANTOS, D. C. L.; SILVA, M. M.; MOREIRA, M. C. *et al*. Planejamento da assistência ao paciente em cuidados paliativos na terapia intensiva oncológica. *Acta Paul Enferm*, v. 30, n. 3, p. 295-300, 2017.
- SADIK, M.; OZLEM, K.; HUSEYIN, M.; ALIAYBERK, B.; AHMET, S.; OZGUR, O. Attributes of cancer patients admitted to the emergency department in one year. *World J Emerg Med*, v. 5, n. 2, p. 85-90, 2014.
- SHIMABUKURO-VORNHAGEN, A. Intensive Care Unit organization and interdisciplinary care for critically Ill patients with cancer. *Crit Care Clin*, v. 37, n. 1, p. 19-28, jan. 2021.
- VAN DER ZEE, E. N.; BENOIT, D. D.; HAZENBROEK, M.; BAKKER, J.; KOMPANJE, E. J. O.; KUSADASI, N.; EPKER, J. L. Outcome of cancer patients considered for intensive care unit admission in two university hospitals in the Netherlands: the danger of delayed ICU admissions and off-hour triage decisions. *Ann Intensive Care*, v. 11, n. 1, p. 125, 11 ago. 2021.
- VALLE, T. D.; GARCIA, P. C. Critérios de admissão do paciente oncológico em Unidades de Terapia Intensiva de hospitais gerais. *Rev Cienc Med*, v. 27, n. 2, p. 73-84, 2018.

Capítulo 11: Como lidar com os efeitos colaterais da quimioterapia?

*Camila Pinto Barone e
Wilson Massayuki Imanishi*

Ao iniciar um tratamento oncológico, os pacientes podem experimentar efeitos colaterais relacionados às medicações quimioterápicas utilizadas para combater o câncer. As células do tumor se multiplicam rapidamente e as quimioterapias utilizadas agem nessas células. No entanto, essas medicações percorrem todo o corpo e, sendo assim, podem afetar também aquelas que não estão doentes e causar os efeitos colaterais.

A gravidade dos efeitos colaterais varia de pessoa para pessoa. Nem todos os pacientes experimentam todos os sintomas e alguns têm de forma branda, se tiverem. No entanto, é de suma importância que, no momento da consulta, o médico informe ao paciente os sintomas mais comuns e oriente sinais de alarme para que procure atendimento, se necessário.

Normalmente as toxicidades relacionadas às quimioterapias têm duração curta e permanecem apenas nos primeiros dias após a infusão ou podem permanecer durante o período de tratamento. Sabe-se que alguns medicamentos quimioterápicos causam efeitos colaterais de longo prazo (anos), como danos ao coração ou aos nervos ou problemas de fertilidade, sendo estes mais raros; contudo, é importante saber desses riscos antes de iniciar o tratamento.

Embora os efeitos colaterais possam ser desagradáveis, devem ser avaliados os benefícios que o tratamento pode trazer em relação ao combate das células cancerígenas. Neste capítulo, vamos abordar os efeitos adversos mais comuns relacionados às quimioterapias e os cuidados para melhor manejo dos mesmos.

Náuseas e vômitos

Náuseas e vômitos são os efeitos colaterais que a maioria das medicações quimioterápicas pode causar, variando entre si a intensidade. Náusea é uma sensação desagradável na parte de trás da garganta que pode ir e vir em ondas, podendo ainda estar associado à sensação de "gosto ruim na boca". Vômito é expelir o conteúdo do estômago pela boca. Como são toxicidades comuns, normalmente o médico já fornece receitas de sintomáticos para prevenção ou tratamento destes sintomas. Outras maneiras de tentar diminuí-los são: beber muita água e líquidos, evitar certos alimentos (principalmente os mais gordurosos), dar preferência a alimentos frios e medicina complementar (acupuntura, por exemplo). Em caso de impossibilidade de ingesta de comida ou fluídos via oral, em decorrência de náuseas/vômitos, é conveniente procurar a emergência ou o médico assistente para avaliação.

Alterações das células do sangue

- **Neutropenia (alteração da imunidade):**

Os neutrófilos fazem parte das células de defesa do organismo contra infecções. Durante a quimioterapia, existem períodos (geralmente entre 7° e 10° dia pós-tratamento) em que o número dessas células abaixa – chamado de nadir – e, neste momento, o organismo pode ficar mais suscetível a infecções. Estresse, má nutrição e falta de sono também podem enfraquecer o sistema imunológico, tornando a infecção mais provável. O paciente deve ficar atento a picos febris (temperatura ≥ 37,8 °C), que podem ser indicativos de baixa imunidade ou até processo infeccioso. Sendo assim, deve-se procurar o serviço de emergência mais próximo para avaliação.

- **Anemia:**
Tratamentos contra o câncer, como a quimioterapia, podem causar anemia. Os glóbulos vermelhos são as células que transportam oxigênio dos pulmões para o corpo para ajudá-lo a funcionar corretamente. Quando há uma diminuição dessas células, o paciente pode sentir cansaço, falta de ar, batimentos cardíacos acelerados e tontura. O tratamento da anemia se baseia nos sintomas e no que está causando a anemia, sendo a transfusão de sangue reservada a casos específicos. Alimentar-se bem (eventualmente aumentar ingesta de proteínas e ferro), boa ingesta hídrica e descanso adequado também são medidas que podem contribuir para a melhora dos sintomas.

- **Plaquetopenia (alteração da coagulação):**
As plaquetas também podem ser afetadas a depender do tratamento quimioterápico, sendo as responsáveis pela coagulação do sangue. Caso haja diminuição dessas células, podem surgir hematomas e sangramentos mais intensos ou com muita facilidade. Medidas que podem ajudar a lidar com tal situação são: pressionar o local com firmeza e evitar medicações que possam interferir nas vias de coagulação. Em caso de sangramento intenso que não pare após alguns minutos, o paciente deve procurar atendimento.

Alopecia (queda de cabelo)

A queda de cabelo, também chamada de alopecia, pode ocorrer em decorrência de muitos subtipos de quimioterapia ou até radioterapia. Essa queda pode ocorrer em qualquer região do corpo, principalmente no couro cabeludo, por vezes sendo completa. Infelizmente é um efeito colateral que impacta diretamente na autoestima e humor do paciente oncológico. Recomendamos conversar com seu oncologista sobre as mudanças corporais e com familiares mais próximos para apoio psicológico durante esse período.

Diarreia

Alguns tratamentos quimioterápicos podem causar diarreia – que é o aumento do número de evacuações ou alteração na consistência delas (que se tornam líquidas, amolecidas). Se a diarreia for grave ou durar muito tempo, o corpo não absorve água e nutrientes suficientes. Isso pode fazer com que o paciente fique desidratado ou desnutrido. Caso aconteça, é importante manter-se hidratado, comer em pequenas frações e, caso prescrito, utilizar medicações antidiarreicas. Caso haja mais de oito evacuações por dia ou alteração importante no volume da ostomia ou, ainda, presença de sangue nas fezes, é importante que o paciente procure atendimento médico para avaliação.

Constipação

Menos comumente, alguns tratamentos com agentes quimioterápicos podem levar a uma alteração do hábito intestinal para constipado (preso). Associado a essa alteração pode ainda haver cólicas estomacais, inchaço abdominal e náuseas. Muitas medicações para dor no tratamento oncológico também podem estar associadas a tal mudança. Recomenda-se aumento da ingesta hídrica, comer alimentos ricos em fibras (cereais) e manter-se ativo para tentar amenizar o sintoma. Caso seja persistente, é importante comunicar o médico na próxima consulta, para que sejam prescritas medicações laxativas.

Neuropatia periférica

Alguns tipos específicos de quimioterapia podem causar neuropatia periférica, que é resultado de danos aos nervos periféricos, os quais transportam informações do cérebro para outras partes do corpo. Os efeitos colaterais dependem de quais nervos periféricos (sensoriais, motores ou autônomos) são afetados. Danos aos nervos sensoriais, mais comumente observado na prática, podem causar formigamento nos pés e mãos (às vezes descrito como fisgadas) ou incapacidade de sentir sensação quente/fria ou dor. Caso o paciente note persistência desses sintomas, é fundamental que comunique ao seu oncologista para avaliar a prescrição de medicações que aliviem o sintoma ou medidas alternativas para controle dos mesmos – como fisioterapia ou acupuntura.

Mucosite (boca inflamada)

Mucosite é uma complicação de algumas terapias contra o câncer em que o revestimento do sistema digestivo fica inflamado. Muitas vezes se apresenta como feridas na boca que podem doer e dificultar a ingesta de água e alimentos via oral. Existem medicações que aliviam os sintomas; caso as lesões estejam muito severas, é possível que a quimioterapia seja adiada até recuperação. Recomenda-se evitar alimentos quentes e ácidos, enxaguantes bucais que contenham álcool e preferir escovas de dentes macias.

Fadiga

A fadiga é um efeito colateral comum de muitos tratamentos contra o câncer, incluindo quimioterapia, imunoterapia, cirurgia e a própria doença. Condições como anemia, dor, medicamentos e emoções também podem causar ou piorar a fadiga. Geralmente é descrita como falta de ânimo para realizar atividades, esgotamento, fraqueza. Nem sempre o descanso ajuda na fadiga relacionada ao câncer, mas pode ajudar quando está relacionada ao tratamento. Outros mecanismos para amenizar o sintoma incluem realizar atividades relaxantes que amenizem o estresse, ter alimentação balanceada e planejar tempo de descanso.

Perda do apetite e de peso

Os tratamentos contra o câncer podem diminuir o apetite ou alterar o sabor ou o cheiro dos alimentos. Efeitos colaterais, como problemas na boca e na garganta, ou náuseas e vômitos, também podem dificultar a alimentação. Tal sintoma pode influenciar diretamente na perda de peso. É importante um acompanhamento nutricional durante o tratamento e, quando indicado, suplementação vitamínica. Idealmente o paciente não deve perder mais de 10% do peso corporal, devendo o médico assistente estar atento a tais mudanças. Além do acompanhamento nutricional adequado, alimentar-se bem, por vezes com comidas que propiciem mais bem-estar ao paciente, pode ser benéfico.

Obras que guiaram o texto e sugestões de leitura:

- CORRÊA, Fernanda Elise; ALVES, Márcia Keller. Quimioterapia: efeitos colaterais e influência no estado nutricional de pacientes oncológicos. *Uniciências*, v. 22, n. 2, p. 100-105, 2018.

- GOODMAN, Michelle. Managing the side effects of chemotherapy. *In*: *Seminars in oncology nursing*, p. 29-52, 1989.
- SCHEIN, Catia Fontinel *et al*. Efeitos colaterais da quimioterapia em pacientes oncológicos hospitalizados. *Disciplinarum Scientia | Saúde*, v. 7, n. 1, p. 101-107, 2006.
- ZRAIK, Isabella M.; HESS-BUSCH, Yasmine. Management of chemotherapy side effects and their long-term sequelae. *Der Urologe. Ausg. A*, v. 60, n. 7, p. 862-871, 2021.

Capítulo 12: Como lidar com os efeitos colaterais da radioterapia?

A radioterapia e o que esperar durante o tratamento

Alexandre Arthur Jacinto e
Franciele de Nogueira Gomes

A radioterapia é um dos três pilares do tratamento contra o câncer. De fato, aproximadamente metade dos pacientes com câncer encontrarão na radioterapia um aliado contra a doença em diferentes momentos de seu tratamento.

A radiação foi descoberta há pouco mais de um século e dentro de um breve intervalo de tempo já começou a ser utilizada como terapia contra o câncer, daí o nome radioterapia. Ao longo das últimas décadas, a radioterapia evoluiu, o que fez com que se tornasse ainda mais efetiva e segura.

A radioterapia moderna é realizada de duas principais formas: a braquiterapia e radioterapia externa.

A braquiterapia é a modalidade de tratamento na qual a fonte de radiação é colocada em contado com o local do tumor, muitas vezes até dentro dele. Esta forma de tratamento é muito segura e eficaz, com papel essencial no tratamento do câncer de colo do útero, por exemplo, além de ser também uma alternativa de tratamento usada para o câncer de próstata ou preservação do olho nos casos de tumores oculares.

A radioterapia externa, por sua vez, é a forma tratamento com radiação mais utilizada, sendo fundamental, em mais da metade de todos os casos de câncer. Tal modalidade pode ser utilizada com objetivo curativo ou até mesmo como forma de trazer paliação para sintomas.

A radioterapia com caráter curativo pode ser empregada associada a outros tratamentos como a cirurgia ou a quimioterapia, como ocorre na maioria dos casos de câncer de mama e de reto, por exemplo. A radioterapia pode também ser utilizada como a modalidade principal do tratamento localizado, como em alguns casos de câncer de próstata e câncer de cabeça e pescoço, por exemplo. A radioterapia paliativa pode ser uma boa opção no controle de dor, quando os analgésicos não estão fazendo o efeito esperado, ou também pode ser utilizada na tentativa de controlar outros sintomas, como sangramentos e obstruções, por exemplo.

Nos últimos anos, a evolução tecnológica em radioterapia foi tão grande que tem sido possível tratar, em situações específicas, alguns tumores com apenas uma a cinco sessões de radioterapia (o que é chamado SBRT, do inglês *stereotactic body radiation therapy*), em contraste com os longos cursos de tratamento. Isso ocorre, por exemplo, no câncer de pulmão inicial ou no câncer de próstata localizado, o que tem possibilitado uma alta chance de sucesso no controle do tumor tratado.

O que o paciente deve esperar durante a radioterapia?

Como podemos perceber, a radioterapia pode ser empregada com diferentes objetivos, com múltiplas técnicas e em vários locais do corpo do paciente. Desse modo, o que esperar da radioterapia irá depender de todas as variáveis mencionadas. Primeiramente, é essencial que o paciente compreenda que existem alguns fatores que podem estar associados a mais riscos de efeitos adversos. Portanto, qualquer alteração ou problema prévio de saúde precisa ser comunicado ao médico radio-oncologista. Como exemplo, o paciente que possui sabidamente alguma doença reumatológica em atividade, como os lúpus eritematoso sistêmico ou esclerodermia, tem mais probabilidade de apresentar efeitos adversos decorrentes do tratamento e a sua indicação, ou contraindicação, deve ser ponderada entre benefícios e riscos. Infelizmente muitas doenças reumatológicas ou outros fatores associados a maior sensibilidade à radiação podem não ser conhecidas pelo paciente durante a radioterapia, o que impossibilita prever esse maior risco em todos os casos.

O paciente também deve saber que, mesmo submetido à radioterapia externa, ele pode ter contato normalmente com familiares (incluindo gestantes e crianças) durante e após o tratamento sem qualquer risco a eles.

No momento da aplicação da radioterapia, o paciente não apresenta nenhum efeito colateral, exceto o desconforto que pode ocorrer como consequência do posicionamento e dos possíveis acessórios que ele necessitará para ficar na posição correta durante o tratamento, como, por exemplo, a máscara termoplástica utilizada quando se irradia a região da cabeça e pescoço. Esses acessórios serão definidos pela equipe durante a etapa de planejamento do tratamento, ou seja, antes que o paciente comece a tratar para que o mesmo seja igual em cada aplicação.

Em geral, a radioterapia indicada para paliar sintomas é realizada com campos de tratamento maiores, porém as doses utilizadas são definidas apenas para alívio sintomático, sendo assim, embora possam associar-se a efeitos colaterais, estes costumam ser muito bem tolerados.

O médico radio-oncologista deve oferecer a melhor estratégia de tratamento para cada caso, conforme a disponibilidade técnica que a instituição possuir. Ele trabalhará para garantir uma boa relação no balanço entre o sucesso no combate ao câncer e na diminuição dos efeitos agudos e tardios, em especial efeitos de maior gravidade que podem vir a ocorrer. O paciente e o familiar devem sempre se lembrar que, uma vez iniciado o tratamento, é fundamental que ele seja concluído conforme planejado.

O paciente pode apresentar efeitos adversos agudos e tardios. Os efeitos agudos são aqueles que podem ocorrer nos primeiros 90 dias desde o início da radioterapia. Durante a radioterapia, são previstas consultas médicas e de enfermagem para monitoramento desses possíveis efeitos agudos. Os efeitos tardios podem se manifestar meses ou até anos após a radioterapia.

Os efeitos colaterais que o paciente pode vivenciar vão depender de vários fatores como o estadiamento do tumor, o volume de tratamento, a dose de radioterapia e a técnica utilizada. Muitas técnicas avançadas de radioterapia, como o IMRT (do inglês, *intensity modulated radiation therapy*), quando disponíveis e adequadamente indicadas, podem ajudar a diminuir o risco de efeitos colaterais.

Os efeitos colaterais mais comuns da radioterapia são:

- **Efeitos colaterais na pele:**

Em geral, aparecem efeitos na pele em tratamentos com doses maiores aplicadas em regiões próximas à pele, como, por exemplo, os tratamentos para o câncer de mama e da região da cabeça e pescoço. Esse sintoma é chamado de dermite (ou dermatite) actínica. A dermite começa a aparecer algumas semanas após o início de tratamento e geralmente são sintomas leves. A dermite é classificada de acordo com diferentes escalas e graus. O Hospital de Amor de Barretos utiliza a seguinte escala baseada na escala do grupo americano de radioterapia, RTOG, para classificar essas reações na pele.

GRAU	SINAIS E SINTOMAS
1	Eritema leve, descamação seca, alopecia, sudorese diminuída, prurido discreto.
2	Eritema moderado, descamação úmida em placas, edema moderado.
3	Descamação úmida confluente, edema acentuado, dor local intensa.
4	Ulceração, hemorragia ou necrose, dor local intensa.

Como orientação geral a todos os pacientes, recomenda-se:

	RECOMENDAÇÕES
Hidratação	Mínimo de dois litros de água por dia, exceto em casos de restrição hídrica.
Higiene	A área irradiada deve ser higienizada suavemente com água em temperatura ambiente e sabonete com pH ácido ou neutro e secar com toalhas macias sem esfregar, evitar limpeza excessiva e atrito da área irradiada.
Vestimenta e protetores cutâneos	Usar somente roupas de algodão em contato com a pele irradiada, evitar o uso de tecidos sintéticos (ex.: tipo elastano) e roupas justas. Em regiões de prega cutânea usar protetores de tecido de algodão ("forro") (ex.: região inframamária, região axilar, região inguinal etc.) para absorver a umidade e reduzir a maceração da pele.
Medida preventiva tópica	Creme hidratante tópico de acordo com o protocolo da instituição que assiste ao paciente e também deve-se evitar exposição da área irradiada ao sol.
Pomadas, cremes e filtro solar e demais medicamentos	Usar somente os indicados pelo médico ou enfermeira do hospital, caso haja qualquer alteração local (como prurido, dor, hiperemia, presença de umidade), contatar a equipe de enfermagem.

Os protocolos de tratamento variam de acordo com cada instituição, portanto a recomendação médica local deve ser seguida.

- **Efeitos colaterais em mucosas:**

A radioterapia pode causar efeitos colaterais em mucosas irradiadas, chamadas de mucosite, a qual também é classificada pela escala do RTOG.

A primeira recomendação, em especial para mucosite da boca e garganta, é manter uma boa higienização local.

Em caso de mucosa da cavidade oral, a laserterapia com caráter preventivo pode ser indicada pelo seu dentista.

Recomenda-se também evitar ingesta de alimentos quentes, dando preferência a alimentos frios e, se necessário, líquido-pastosos.

Qualquer produto tópico somente deverá ser utilizado sob orientação da equipe multidisciplinar.

- **Efeitos gastrointestinais:**

A radioterapia pode associar-se a efeitos gastrointestinais como náusea, vômitos e diarreia.

O acompanhamento nutricional é fundamental durante a radioterapia e auxilia significativamente. Algumas orientações gerais que podem auxiliar no manejo desses sintomas são:

a) Dar preferência a alimentos frios e com alimentações fracionadas e lentas (comer devagar, com boa mastigação, repouso após refeições com cabeceira elevada ou em posição sentada).

b) Evitar cafés, refrigerantes e bebidas alcoólicas ajuda significativamente.

c) Evitar alimentos ácidos, muito salgados ou condimentados (evitar pimenta, por exemplo).

O médico pode prescrever preventivamente ou, como medida para diminuir os sintomas, antieméticos. Somente tome medições sob orientações médicas.

- **Efeitos urinários:**
Sintomas urinários, como ardência para urinar, aumento da frequência e dor podem ocorrer durante a radioterapia da região pélvica. Em geral, tais sintomas são facilmente manejáveis, mas as orientações devem ser realizadas apenas pela equipe responsável pelo tratamento, pois é importante evitar o uso de medicações inadequadas ou excluir quadros infecciosos, por exemplo.

Felizmente a radioterapia apresentou um salto tecnológico e assistencial muito importante nas últimas décadas, o qual mudou muito o sucesso terapêutico, a tolerância ao tratamento e a aderência do paciente para iniciar e terminar o mesmo. Finalmente, reforçamos que o melhor tratamento é aquele que é baseado em tecnologia, segurança e humanização. E devemos sempre lembrar: uma vez iniciado o tratamento, todo esforço deverá ser para que o mesmo termine conforme previsto.

Obras que guiaram o texto e sugestões de leitura:

- BASKAR, Rajamanickam *et al*. Cancer and radiation therapy: current advances and future directions. *International journal of medical sciences*, v. 9, n. 3, p. 193, 2012.
- DAINIAK, Nicholas; ALBANÊS, José. Manejo clínico da síndrome aguda da radiação. *Journal of Radiological Protection*, v. 42, n. 3, p. 031002, 2022.
- HARRIS, Dee; KING, Glen K.; BERGMAN, Philip J. Radiation therapy toxicities. *Veterinary clinics: small animal practice*, v. 27, n. 1, p. 37-46, 1997.
- KALIBEROV, Sergey A.; BUCHSBAUM, Donald J. Cancer treatment with gene therapy and radiation therapy. *Advances in cancer research*, v. 115, p. 221-263, 2012.

Capítulo 13: Quais são os medicamentos mais utilizados na oncologia e seus efeitos colaterais?

Michelli Fávero Santos Mizael e Isabela Pereira de Souza Vivian

Na busca incessante por avanços no tratamento do câncer, os medicamentos desempenham um papel fundamental na jornada de cada paciente. O campo da Oncologia testemunhou uma evolução notável, marcada pelo desenvolvimento de diversos medicamentos que visam combater as células cancerígenas e melhorar a qualidade de vida dos pacientes. Contudo, essa progressão terapêutica muitas vezes vem acompanhada de desafios, uma vez que muitos desses medicamentos acarretam efeitos colaterais que podem impactar profundamente a saúde e o bem-estar dos indivíduos sob tratamento. Dentro do cenário oncológico, a quimioterapia não apenas ressalta a importância da seleção cuidadosa dos medicamentos, mas também enfatiza a necessidade crítica de compreender os efeitos colaterais para uma avaliação abrangente dos medicamentos mais prevalentes nesse contexto. A quimioterapia tem desempenhado um papel crucial no tratamento de diversas formas de câncer. Ao abordar a indagação sobre os medicamentos mais empregados nesse contexto e seus efeitos colaterais, adentramos em um território de grande relevância médica e científica.

A quimioterapia, como uma abordagem sistêmica, busca combater as células cancerígenas em várias partes do corpo, usando medicamentos específicos.

Quimioterapia é o nome dado ao tratamento realizado com medicamentos que tem como objetivo combater as células que formam os tumores e as células cancerígenas.

O tratamento quimioterápico pode acontecer com um único medicamento ou com a associação de vários deles.

Existem diversos tipos de cânceres, e para cada tipo existe um melhor tratamento, ou seja, dependendo do tipo e local que se encontra o câncer, vai existir um tratamento mais adequado para ele. A escolha desse tratamento é indicada pelos médicos oncologistas, que analisarão um conjunto de fatores como exames clínicos, exames de sangue, condição de saúde do paciente, funcionamento dos rins e fígado, entre outros, e então é definido o melhor protocolo de acordo com todas essas informações.

Normalmente o tratamento da quimioterapia é definido em ciclos, ou seja, de tempos em tempos o paciente tem que fazer uso das medicações. O tempo de intervalo entre um ciclo e outro varia muito conforme cada protocolo e alguns podem ser feitos até diariamente. O médico sempre vai explicar detalhadamente como serão feitos os intervalos entre as medicações e quantos ciclos serão necessários.

Existem diversas classes de medicamentos quimioterápicos e cada uma age de uma maneira diferente no organismo. O mais importante é entender que todas as medicações, de alguma maneira, vão interferir em uma parte do ciclo celular da célula doente, ou seja, impedir que a célula cancerígena continue se multiplicando no organismo. Porém, essas medicações não conseguem atacar somente a célula que está doente, gerando assim algumas reações adversas como, por exemplo, a queda de cabelo.

Também existem as medicações que vão estimular o sistema imunológico a combater e eliminar as células doentes que são chamadas imunoterapias. Esse tipo de medicamento também gera algumas reações adversas, porém menos intensas do que os quimioterápicos. Mas vale lembrar que nem todo tipo de câncer consegue ser tratado com a imunoterapia e que existem medicamentos que controlam algumas reações adversas e normalmente já são prescritos pelo médico para que o paciente faça o controle dos sintomas em casa. Toda e qualquer reação que o paciente desenvolver deve ser relatada em consulta com a equipe de saúde que presta atenção aos cuidados desse paciente.

Os quimioterápicos podem ser administrados por diversas vias. As mais comuns e utilizadas são a via oral (boca) e a via endovenosa (veia). Na via endovenosa pode-se encontrar algumas medicações que são feitas na seringa e outra que são diluídas no soro fisiológico. Mas existem também outras vias que podem ser administradas como, por exemplo, a intramuscular (injeções no músculo), subcutânea (injeções no tecido gorduroso), intratecal (injeções aplicadas na espinha dorsal) e tópica (aplicados na pele em forma de pomada ou líquidos).

Alguns dos medicamentos mais utilizados na oncologia são: Anastrozol, Tamoxifeno, Fluoruracila, Paclitaxel, Oxaliplatina, Carboplatina, Gencitabina, Docetaxel, Doxorrubicina, Capecitabina, Trastuzumabe, Bortezomibe, Etoposídeo, Cisplatina, Leuprorrelina e Ciclofosfamida.

Todos os fármacos podem produzir efeitos nocivos quanto benéficos, sendo eles relacionados ou não com a ação farmacológica principal. Esses eventos adversos são de grande interesse onde há órgãos que os investigam diretamente, os quais são notificados para que garantam a segurança e a eficácia dos medicamentos não só oncológico, mas de todo o arsenal medicamentoso existente.

Para o paciente que faz tratamento oncológico com medicamentos, esses eventos adversos podem durar pouco, ou seja, somente após a infusão via endovenosa, e pode persistir por todo o tratamento e um período posterior ao término do mesmo; tais desconfortos cessam após as sessões de quimioterapia e também com outros cuidados que podem ser tomados como, por exemplo, a utilização de medicamentos para esse fim.

A seguir estão listados os efeitos colaterais que mais ocorrem em tratamentos oncológicos e que devem sempre ser relatados aos médicos:

- **Queda de cabelo**: pode ser total ou parcial, geralmente após 14 dias do início do tratamento, mas o que pode trazer conforto é que a queda dos cabelos é temporária e reversível, ou seja, o cabelo volta após o término do tratamento. Nesse período pode-se cortar o cabelo, usar perucas, bonés e lenços.
- **Feridas na boca**: são feridas geralmente parecidas com aftas, as quais podem aparecer na boca, estômago e intestino. Manter a boca sempre limpa após as refeições utilizando escova de dente com cerdas macias, evitar alimentos ácidos e quentes e de consistência dura.
- **Enjoo e vômito**: são causados por medicamentos que causam irritação nas paredes do intestino, cujos efeitos são amenizados com medicamentos próprios para essa finalidade, prescritos pelos médicos.
- **Diarreia**: alguns medicamentos podem causar diarreia em maior ou menor intensidade.
- **Prisão de ventre**: dificuldade para evacuar e/ou intestino preso por vários dias.
- **Hiperpigmentação**: escurecimento da pele quando expostos aos raios solares, principalmente nas dobras das articulações, nas unhas e trajetos das veias, portanto o

uso de filtro solar, chapéus, bonés e a não exposição ao sol são fundamentais.

- **Anemia, leucopenia e trombocitopenia:** os medicamentos quimioterápicos não só destroem as células cancerígenas como podem destruir algumas células sadias do corpo. Então os pacientes precisam ficar atentos caso apareçam sintomas como falta de ar, fraqueza a pequenos esforços, palidez, febre, pintas vermelhas na pele, manchas roxas e vermelhas e sangramentos.

- **Ressecamento da pele:** O ressecamento da pele é um sintoma que se manifesta quando a pele perde sua umidade natural, tornando-se áspera, árida e muitas vezes descamando. Pode ser causado por diversos fatores, incluindo baixa umidade do ar, exposição excessiva ao sol, produtos de cuidados da pele inadequados ou, em alguns casos, condições médicas subjacentes.

- **Alteração no paladar:** Alterações no paladar referem-se a mudanças na capacidade de perceber sabores. Isso pode incluir perda de paladar, sabores metálicos, diminuição da sensibilidade ao gosto ou uma sensação desagradável na boca. Essas alterações podem ser causadas por problemas de saúde, medicamentos, infecções ou outros fatores.

- **Aumento de peso:** O aumento de peso refere-se ao ganho de peso corporal, que pode resultar de um desequilíbrio entre a ingestão de calorias e o gasto energético. Pode ser causado por diversos fatores, incluindo dieta inadequada, falta de exercício, alterações hormonais, condições médicas, medicamentos ou fatores genéticos.

- **Dor de cabeça:** A dor de cabeça é uma sensação de dor, pressão ou desconforto na região da cabeça. Existem vários tipos de dores de cabeça, incluindo enxaquecas, cefaleias tensionais e dores de cabeça secundárias a outras condições. As causas variam e podem incluir tensão, estresse, problemas de visão, desidratação, entre outras.

- **Depressão:** A depressão é um distúrbio de saúde mental caracterizado por sentimentos persistentes de tristeza, desespero, perda de interesse e prazer nas atividades cotidianas. Pode ser acompanhada por sintomas como fadiga, alterações de sono e apetite, falta de concentração e pensamentos negativos.
- **Infertilidade:** A infertilidade refere-se à incapacidade de conceber uma criança após um período de tentativas regulares sem uso de contraceptivos. Pode ser causada por fatores diversos, como problemas nos sistemas reprodutivos masculino e feminino, problemas hormonais, condições médicas ou genéticas.
- **Disfunção sexual:** A disfunção sexual abrange um conjunto de problemas que afetam a capacidade de uma pessoa de experimentar uma função sexual normal e satisfatória. Isso pode incluir dificuldades em obter ou manter uma ereção, problemas de excitação, dor durante o sexo, falta de desejo sexual ou dificuldades no orgasmo.
- **Inapetência**: não ter vontade de se alimentar/sem apetite.
- **Síndrome de lise tumoral**: destruição maciça das células malignas, liberando todo seu conteúdo no espaço extracelular.
- **Síndrome de liberação de citocinas**: quando uma grande quantidade de células imunes é ativada liberando citocinas inflamatórias.

Obras que guiaram o texto e sugestões de leitura:

- DANDAN, R. H.; BRUNTON, L. L. (Orgs.). *Manual de Farmacologia e Terapêutica de Goodman & Gilman*. 2. ed. Tradução de A. Langeloh. Porto Alegre: AMGH, 2015. 1204 p.

- RANG, H. P.; DALE, M. M.; RITTER, J. M.; MOORE, P. K. *Farmacologia*. 5. ed. Elsevier. Rio de Janeiro: 2004. 825 p.
- HOSPITAL ANTÔNIO CÂNDIDO DE CAMARGO (A. C. CAMARGO). Sobre o câncer: tratamento oncológico. São Paulo: A. C. Camargo, 2023. Disponível em: https://accamargo.org.br/sobre-o-cancer/noticias/os-efeitos-colaterais-da-quimioterapia. Acesso em: 14 set. 2023.
- HOSPITAL ANTÔNIO CÂNDIDO DE CAMARGO (A. C. Camargo). Sobre o Câncer: Tratamento Oncológico. [Internet] São Paulo: A.C. Camargo; 2023. Disponível em: https://accamargo.org.br/sobre-o-cancer/tratamento-oncologico/tudo-sobre-quimioterapia
- PORTAL ONCOGUIA. Tratamentos: quimioterapia. São Paulo, 2015. Disponível em: http://www.oncoguia.org.br/conteudo/quimioterapia/3701/50/. Acesso em: 14 set. 2023.
- INSTITUTO NACIONAL DE CÂNCER JOSÉ ALENCAR GOMES DA SILVA (INCA). Tratamento do Câncer: Quimioterapia. Rio de Janeiro: INCA; 2023. Disponível em: https://www.gov.br/inca/pt-br/assuntos/cancer/tratamento/quimioterapia
- MANUAL MSD. Disponível em: https://www.msdmanuals.com/pt-br/profissional/hematologia-e-oncologia/princ%C3%ADpios-da-terapia-para-c%C3%A2ncer/tratamento-dos-efeitos-adversos-da-terapia-para-c%C3%A2ncer.

Capítulo 14: Como deve ser a alimentação agora que estou com câncer?

Laís Ávila e Silva, Luciana Martins Serra e Priscila Trindade Caldeira

O diagnóstico de câncer traz consigo um grande impacto, tanto para os pacientes quanto para seus cuidadores. Por se tratar de uma doença cuja percepção de finitude da vida ainda é muito presente, é comum que surjam muitos questionamentos e mitos associados à própria doença e ao seu tratamento, sendo a alimentação um dos temas que mais gera dúvidas.

Diariamente, uma enorme quantidade de informações falsas e sem comprovação científica que prometem ajudar na cura do câncer chegam até o paciente por meio da internet, de pessoas próximas e até mesmo de alguns profissionais da saúde, porém é preciso cautela, já que muitas dessas informações podem, ao invés de ajudar, prejudicar sua saúde e tratamento.

Não há um alimento ou dieta específica comprovada para prevenir a ocorrência ou curar o câncer. É importante ter em mente que a alimentação é individualizada e depende de vários fatores, como a localização do tumor, o tratamento proposto, os sintomas apresentados e a fase da doença em que o paciente se encontra.

Segundo o INCA, os pacientes devem priorizar uma alimentação saudável e algumas das orientações mais importantes a serem seguidas tanto durante quanto após o tratamento são: realizar cerca de cinco a seis refeições ao dia, mantendo a regularidade do intervalo de três em três horas; mastigar bem os alimentos; ingerir cerca de oito copos de líquidos o dia (incluindo chás, sucos e principalmente água natural); incluir na alimentação uma maior variedade de frutas, verduras, legumes e cereais integrais, além de reduzir o consumo de sal, dando preferência a temperos naturais como orégano, alecrim, limão, salsinha e manjericão; evitar o consumo de frituras, carnes gordurosas, embutidos e enlatados e a ingestão de bebidas alcoólicas.

Durante o tratamento, os pacientes podem apresentar alguns efeitos colaterais muito comuns que podem dificultar a ingestão alimentar como falta de apetite, enjoo, vômitos, alteração do paladar, feridas na boca, boca seca, dificuldade e/ou dor para engolir, diarreia ou intestino preso. Seguem algumas dicas que podem amenizar estes sintomas:

DICAS QUE PODEM AMENIZAR OS SINTOMAS SUPRACITADOS	
Falta de apetite	Aumente o fracionamento das refeições (se alimente em menor quantidade, mais vezes ao dia); enriqueça sua refeição com mais calorias e proteínas (acrescente azeite, queijo ralado, ovo, frango desfiado ou atum nas preparações salgadas e mel, geleia ou leite em pó nas preparações doces), priorize seus alimentos.
Enjoo e vômitos	Novamente o aumento do fracionamento das refeições é essencial; evite jejuns prolongados; fique afastado da cozinha durante o preparo das refeições (alguns aromas podem desencadear os enjoos); evite alimentos gordurosos e muito condimentados – alimentos frescos e frios como frutas, sucos, picolés e iogurtes são ótimas opções; consuma preparações com gengibre.

Alteração do paladar	Acrescente ervas, especiarias e alimentos ácidos (caso não tenha feridas na boca) para acentuar o sabor das refeições; consuma balas mentoladas esporadicamente; utilize utensílios de plástico ou vidro para diminuir o gosto metálico; mantenha sua boca e dentes sempre limpos para aliviar gostos ruins.
Feridas na boca	Prefira alimentos mais macios ou pastosos e evite consumir alimentos duros e secos, ácidos, picantes ou com muito sal e alimentos muito quentes ou muito gelados.
Boca seca	Beba bastante líquido ao longo do dia; consuma balas mentoladas e gomas de mascar sem açúcar para estimular a salivação; acrescente mais caldos e molhos nas preparações; utilize gotas de limão em saladas e bebidas, mastigue e chupe gelo feito de água, sucos ou água de coco; consuma picolés.
Dor ou dificuldade para engolir	Modifique a consistência dos alimentos para semissólidos ou pastosos, evite alimentos ácidos e irritantes e alimentos muito quentes ou muito gelados.
Diarreia	Aumente a ingestão de água e líquidos como água de coco e sucos naturais constipantes como caju, goiaba e maçã; evite alimentos laxativos como mamão, ameixa, laranja, com lactose, açucarados e gordurosos.
Intestino preso	Aumente a ingestão de água, sucos ou vitamina de frutas laxativas, iogurtes e o consumo de frutas, verduras e cereais integrais.

Além disso, durante o tratamento com alguns quimioterápicos e no transplante de células-tronco hematopoiéticas pode ocorrer o enfraquecimento das defesas naturais do organismo do paciente, causando queda da imunidade e incapacidade do corpo de combater infecções, o que torna necessário alguns cuidados específicos com a alimentação, como priorizar realizar refeições em domicílio, consumir alimentos devidamente higienizados, se atentar ao prazo de validade e evitar consumir alimentos crus e malpassados.

As dicas apresentadas são gerais e a dieta oral deve ser sempre adaptada às necessidades nutricionais individuais, às preferências alimentares e à consistência da dieta tolerada por cada paciente. A via oral sempre será a via preferencial para alimentação, e quando esta se torna insuficiente para suprir as necessidades do corpo, a introdução de suplementos nutricionais está indicada com o objetivo de melhorar o aporte de energia, nutrientes e o estado nutricional do paciente, sempre levando em consideração a condição de funcionamento do sistema digestivo. Caso a baixa aceitação da dieta oral e a perda de peso persistam mesmo após o ajuste com o suplemento, a dieta por via enteral (sonda) pode ser considerada por um período e quando o trato digestivo não estiver funcionando adequadamente a via parenteral (veia central ou periférica) está indicada.

Portanto, o acompanhamento nutricional especializado é de extrema importância ao receber o diagnóstico e antes mesmo de iniciá-lo, seja com cirurgia, quimioterapia ou radioterapia, uma vez que seus efeitos colaterais podem impactar negativamente no estado nutricional do paciente e na sua tolerância à modalidade terapêutica de escolha. Uma nutrição adequada é fundamental e está diretamente relacionada a melhores resultados e maior qualidade de vida do paciente com câncer.

Obras que guiaram o texto e sugestões de leitura:

- ARENDS, Jann *et al*. ESPEN guidelines on nutrition in cancer patients. *Clinical Nutrition*, v. 36, n. 1, p. 11-48, fev. 2017. Disponível em: https://www.clinicalnutritionjournal.com/article/S0261-5614(16)30181-9/fulltext. Acesso em: 27 abr. 2023.

- CHAVES, G. et. al. Dietas restritivas e alimentos milagrosos durante o tratamento do câncer: fique fora dessa. *Instituto Nacional de Câncer José Alencar Gomes da Silva/Ministério da Saúde*. 1. ed. Rio de Janeiro: INCA, 2018.
- DIAS, Maria Carolina. Câncer. *In*: CUPPARI, Lilian. *Guia de nutrição*: nutrição clínica no adulto. 2. ed. Barueri: Manole, 2005. p. 243-256.
- FARINHAS, Giseli; WENDLING, Maria Isabel; DELLAZZANA-ZANON, Letícia Lovato. Impacto psicológico do diagnóstico de câncer na família: um estudo de caso a partir da percepção do cuidador. *Revista Pensando Famílias*, v. 17, n. 2, p. 111-129, 2013.
- HORIE, Lílian Mika. *et al*. Diretriz BRASPEN de Terapia Nutricional no paciente com câncer. *BRASPEN Journal*, v. 34, p. 2-32, 2019.
- INSTITUTO NACIONAL DE CÂNCER JOSÉ ALENCAR GOMES DA SILVA (INCA). *Consenso nacional de nutrição oncológica*. 2. ed. Rio de Janeiro: INCA, 2016. 182 p.
- _____. *Guia de nutrição para pacientes e cuidadores*: orientações aos pacientes. 3. ed. Rio de Janeiro: INCA, 2015.
- MIOLA, Thaís Manfrinato; MATAYOSHI, Magna A. V.; CUNHA, Andrea Ferreira da. Terapia nutricional na quimioterapia e na radioterapia. *In*: MIOLA, Thaís Manfrinato; PIRES, Fernanda R. O. *Nutrição em oncologia*. 1. ed. São Paulo: Manole, 2020. p. 119-131.
- PINHO, Nivaldo Barroso de. *I Consenso brasileiro de nutrição oncológica da SBNO / Sociedade Brasileira de Nutrição Oncológica*. Rio de Janeiro: Edite, 2021. 164 p.

Capítulo 15: Por que a pesquisa clínica é tão importante no tratamento do câncer?

*Martins Fideles dos Santos Neto e
Daniella Ramone*

Você também é apaixonado pela pesquisa clínica e só vai descobrir depois de ler esse capítulo! "Mas eu nem sei direito o que é, não é aquele negócio que usa cobaias?"

Não, não é! Pesquisa clínica é qualquer tipo de estudo que envolva seres humanos. Na medicina, é utilizada para descobrir novos tratamentos, determinar quais são as melhores técnicas cirúrgicas e dispositivos a serem usados.

A pesquisa clínica é conduzida por equipes multidisciplinares de médicos, cientistas e vários profissionais de diferentes áreas que trabalham em conjunto para desenvolver protocolos de estudo rigorosos, seguindo diretrizes éticas e legais, garantindo a proteção dos participantes e a validade dos resultados.

Todos os medicamentos que você toma hoje que contém uma bula foram liberados para comercialização depois de resultados comprovados em protocolos de pesquisa clínica. Sem eles, a medicina não sai do lugar e os médicos estariam tratando as pessoas com chás de ervas que aprenderam com suas avós.

Existem diferentes tipos de estudos clínicos, incluindo ensaios clínicos de fase I, II, III e IV. Os ensaios de fase I são os primeiros a serem realizados em humanos e têm como objetivo avaliar a segurança e a dosagem da nova terapia. Os ensaios de fase II, além da segurança da medicação, começam a investigar a eficácia da terapia em um grupo maior de pacientes. Os ensaios de fase III comparam a nova terapia com o tratamento padrão existente para determinar geralmente se ela é mais eficaz ou possui menos efeitos colaterais. Por fim, os ensaios de fase IV, também conhecidos como estudos de acompanhamento, são conduzidos após a aprovação da medicação para ser comercializada e serve para monitorar sua eficácia e segurança a longo prazo em uma população maior.

A participação em pesquisas clínicas é voluntária e requer o consentimento informado do paciente ou de seus representantes legais. Lembra daquelas *fake news* que você já ouviu sobre "cobaias" humanas? É impossível que isso aconteça em seres humanos porque para todos os ensaios clínicos é fundamental que o paciente queira participar e, o mais importante, a qualquer momento ele pode retirar o termo de consentimento e deixar o estudo. Os pacientes que participam desses estudos podem se beneficiar ao ter acesso a tratamentos inovadores antes de estarem amplamente disponíveis, além de contribuir para o avanço da ciência e o desenvolvimento de terapias mais eficazes no futuro.

Um outro receio de pacientes e familiares é que nos protocolos de pesquisa o paciente tome "o comprimido de farinha", o temido placebo. O placebo é um componente com características físicas semelhantes ao da medicação, mas sem o princípio ativo e pode, sim, ser só um comprimido de farinha ou soro puro. A questão é que existem regulamentações rigorosas que proíbem os estudos de oferecerem apenas o placebo como tratamento quando há outra medicação eficaz a ser feita. A única situação em que o participante de pesquisa pode tomar placebo isolado é quando não há mais nenhuma outra medicação comprovada para aquela situação e é indicado suporte paliativo exclusivo. Nesse cenário, pode haver um estudo que ofereça uma nova medicação a ser testada *versus* o suporte paliativo exclusivo. Em todas as outras situações, o placebo é oferecido em acréscimo a outro tratamento. Vamos ver um exemplo para ficar mais fácil?

Hoje a maioria dos tumores pode ser tratada com imunoterapia em alguma fase da doença, muitas vezes associada à quimioterapia. Mas até pouco tempo atrás nós não sabíamos disso. Como descobrimos? Através de protocolos de pesquisa em que uma parte dos pacientes fazia quimioterapia isolada e outra fazia quimioterapia associada à imunoterapia. E esses estudos foram nos mostrando em quais tumores e fases do tratamento a associação de quimioterapia e imunoterapia é mais indicada e até mesmo em quais situações a imunoterapia pode ser mais eficaz sozinha do que a quimioterapia. Essas diferentes opções de tratamento dentro do mesmo estudo são chamadas de braços.

Para definir em qual braço o participante entrará sem favorecer uma ou outra pessoa ou hospital, é feito um sorteio para que os pacientes tenham as mesmas chances aleatórias de receber um ou outro tratamento; o nome oficial desse sorteio na pesquisa clínica é randomização. Em alguns casos, os participantes e familiares podem até torcer para participar de um ou outro braço, mas a verdade é que nós não sabemos qual é o melhor tratamento e descobrir isso é exatamente o objetivo da pesquisa.

Outro fator importante a ser lembrado é que grande parte dos estudos são "duplo-cegos", o que significa que nem o participante nem o médico saberá qual é a medicação que o paciente está recebendo. Isso acontece para não comprometer a avaliação dos resultados.

É importante esclarecer que a participação em uma pesquisa clínica não garante uma cura para o câncer ou a melhora da doença. O objetivo principal da pesquisa clínica é obter informações sobre a nova terapia ou entender como ela afeta o câncer e seus efeitos sobre os pacientes, bem como avaliar sua segurança e eficácia em comparação com as opções de tratamento existentes.

A pesquisa clínica oferece esperança aos pacientes e profissionais de saúde, proporcionando acesso a tratamentos potencialmente inovadores que podem mudar a história da medicina. No entanto, é fundamental lembrar que os tratamentos em estudo ainda são experimentais e podem não ser bem-sucedidos ou adequados para todos os pacientes.

Cada protocolo é desenvolvido para uma população específica de pacientes que supostamente terá maiores benefícios e menores efeitos colaterais. Para isso são definidos critérios de inclusão que são todas as características que os pacientes precisam ter para poder participar e critérios de exclusão que, caso sejam apresentados pelo paciente, não permitem sua inclusão.

A indicação para um protocolo é médica, mas a decisão de participar de uma pesquisa clínica é pessoal e deve ser tomada após uma cuidadosa consideração dos riscos e benefícios envolvidos. É essencial que os pacientes e suas famílias tenham uma compreensão clara do estudo, incluindo seus objetivos, procedimentos, possíveis efeitos colaterais e qualquer impacto na qualidade de vida e, para isso, após receberem o TCLE (Termo de Consentimento Livre e Esclarecido) do estudo proposto, precisam de tempo para ler com calma e tirar todas as dúvidas até que o candidato ao estudo se sinta seguro para tomar sua decisão.

A pesquisa clínica desempenha um papel importante no avanço da ciência médica e no desenvolvimento de novos tratamentos para o câncer e outras doenças. Embora não haja garantia de cura através da pesquisa clínica, a participação em estudos pode contribuir para a descoberta de terapias mais eficazes e melhorar progressivamente tratamentos que já são validados. É a definição de "não existe nada tão bom que não possa melhorar!" É a reunião de profissionais sérios e capacitados, regulamentações que protegem os participantes e possibilidades de melhores tratamentos com menores efeitos colaterais. Junção de ciência, tecnologia e esperança!

Obras que guiaram o texto e sugestões de leitura:

- MARKHAM, Merry Jennifer et al. Clinical cancer advances 2020: annual report on progress against cancer from the American Society of Clinical Oncology. Journal of Clinical Oncology, v. 38, n. 10, p. 1081, 2020.
- GOLDEMBERG, Daniel Cohen. Pesquisa Clínica e Câncer. Revista Brasileira de Cancerologia, v. 67, n. 3, 2021.
- OLSCHEWSKI, M. et al. Quality of life assessment in clinical cancer research. British journal of cancer, v. 70, n. 1, p. 1, 1994.
- SMITH, Sonali M. et al. Clinical cancer advances 2021: ASCO's report on progress against cancer. Journal of Clinical Oncology, v. 39, n. 10, p. 1165-1184, 2021.
- STEFANOFF, Gustavo. Pesquisa translacional em câncer: desafios e oportunidades. Revista Brasileira de Cancerologia, v. 67, n. 1, 2021.

A MEDICINA COMPLEMENTAR

Capítulo 16: O que é medicina complementar?

Jéssica Peixoto de Araújo

De acordo com Organização Mundial de Saúde, o termo "medicina complementar" engloba todo o conjunto de práticas de atenção à saúde que não pertencem a nenhuma tradição nem à medicina convencional de um país, portanto não estão integradas ao seu sistema de saúde. Os exemplos da medicina complementar englobam: uso de ervas medicinais, uso de suplementos vitamínicos, dietas especiais, medicina chinesa, homeopatia, técnicas de relaxamento terapêutico e muitos outros. Mesmo que a existência ou não da comprovação científica da medicina complementar, o público que mais se beneficia com sua utilização são os pacientes com câncer.

Essas abordagens carecem do mesmo nível de embasamento científico e regulamentação em comparação aos métodos convencionais. No entanto, seguradoras, pacientes e hospitais frequentemente investem recursos em técnicas de tratamento não tradicionais ou complementares e alternativas.

Entre os benefícios da medicina complementar podemos observar o resgate da autonomia do paciente, pois ao longo do tratamento oncológico ficam completamente subjugados a uma rotina de exames, condutas de tratamentos, consultas, procedimentos convencionais ou invasivos que descaracterizam sua rotina de vida. Como são práticas que ainda estão sendo estudadas, existe o risco de efeito placebo, que pode acontecer por utilização de outras técnicas.

Principais características:

- A medicina integrativa ou complementar constitui um importante modelo de cuidado à saúde, pois considera o indivíduo como um todo, ou seja, em sua singularidade, integralidade e complexidade, tendo em mente ainda a sua inserção sociocultural com solenidade na relação profissional/paciente, o que contribui para a humanização da atenção.
- Cada país trabalha com uma variedade própria de práticas reconhecidas e institucionalizadas ou considera uma determinada prática de maneira distinta em relação a outro país, levando em conta sua inserção sociocultural e suas particularidades.
- O Brasil é referência mundial no campo das medicinas tradicional, complementar e integrativa no que diz respeito à inserção destas práticas no sistema público de saúde.

Existem alguns cuidados que devem ser tomados antes de aderir e usufruir de qualquer prática da medicina integrativa complementar.

CUIDADOS ANTES DE ADERIR À PRÁTICA DA MEDICINA INTEGRATIVA COMPLEMENTAR	
Falar com o seu médico oncologista	É importante que o paciente com câncer converse com o médico responsável e relate o que está utilizando, para garantir que a medicina complementar integrativa não terá interação com o tratamento tradicional que já esteja recebendo.

Qualificação dos profissionais	Nem todo profissional que sugere tratamento complementar pode seguir o mesmo caminho para se qualificar profissionalmente como médico, o que envolve a faculdade, a residência, especializações e pós-graduações. Por isso é sempre importante verificar.
Descrição do tratamento complementar	É importante o paciente saber sobre o tratamento complementar que irá receber, assim como deve perguntar ao profissional sobre a prática utilizada, os riscos, benefícios e possíveis interações, e questionar como será avaliado se está fazendo efeito.
Não abandonar um tratamento convencional	O tratamento do câncer necessita do apoio e tratamento de uma equipe multidisciplinar, e as práticas da medicina complementar vão acrescentar ao tratamento convencional fornecido por essa equipe, então é importante não abandonar o tratamento convencional para receber apenas a prática de medicina complementar.

Obras que guiaram o texto e sugestões de leitura:

- BRASIL. MINISTÉRIO DA SAÚDE. Portaria nº 849, de 27 de março de 2017. Inclui a Arteterapia, *Ayurveda*, Biodança, Dança Circular, Meditação, Musicoterapia, Naturopatia, Osteopatia, Quiropraxia, Reflexoterapia, *Reiki*, *Shantala*, Terapia Comunitária Integrativa e *Yoga* à Política Nacional de Práticas Integrativas e Complementares. *Diário Oficial da União*. 28 mar. 2017.

- BRASIL. MINISTÉRIO DA SAÚDE. Portaria nº 702, de 21 de março de 2018. Altera a Portaria de Consolidação nº 2/GM/MS, de 28 de setembro de 2017, para incluir novas práticas na Política Nacional. *Diário Oficial da União*. 22 mar. 2018.

- BRASIL. MINISTÉRIO DA SAÚDE. Secretaria-Executiva. Secretaria de Atenção à Saúde. *Glossário temático*: práticas integrativas e complementares em saúde. Brasília: Ministério da Saúde, 2018.

Capítulo 17: Qual a influência da atividade física no paciente com câncer?

Guilherme Lopes Silva

O exercício físico no contexto do tratamento do câncer é um tema vasto e continua sendo melhor compreendido pela literatura. São inúmeros os fatores que influenciam na saúde física que podem estar relacionados com a doença.

A composição corporal é um fator relevante para o desenvolvimento de diversas doenças que podem agravar o quadro clínico do paciente, uma vez que a gordura corporal, principalmente a visceral, está relacionada com o aumento de inflamações, pré-diabetes (resistência à insulina) e hipertensão. Chamamos de "gordura visceral" a gordura que se encontra entre os órgãos, na região abdominal, diferente da gordura subcutânea, que se encontra logo abaixo da pele por todo o corpo.

A prática regular de exercícios físicos associada a um acompanhamento nutricional pode ser responsável por controlar essas características físicas, promovendo o aumento da imunidade, diminuição da gordura subcutânea e visceral, diminuição da resistência à insulina e controle de respostas hormonais importantes para o funcionamento do corpo humano.

A Organização Mundial da Saúde (OMS) aconselha ao menos 150 minutos de atividade moderada, ou 75 minutos de atividade vigorosa por semana. Esse volume de atividade física pode ser suficiente para reduzir os riscos de desenvolver alguns tipos de câncer, como de mama, cólon e pulmão, alguns dos mais incidentes no Brasil.

Um dos meios de mensurar a intensidade do exercício é pela percepção que o indivíduo tem sob seu próprio corpo e como ele está respondendo ao exercício. Chamamos isso de percepção subjetiva de esforço, onde o praticante dita qual está sendo o nível de esforço em uma escala de 0 a 10 de acordo com o que está sentindo, sendo 0 sem esforço algum e 10, exaustivo. Consideramos a intensidade "leve" quando o exercício não acelera tanto a respiração e os batimentos cardíacos. Na intensidade "moderada", o praticante começa a ter uma certa dificuldade de conversar durante a prática, os batimentos cardíacos se elevam um pouco mais e a escala de esforço fica entre 5 e 6. Já na intensidade "vigorosa" o esforço físico é elevado, a respiração e os batimentos cardíacos ficam muito mais acelerados do que o normal e o praticante não consegue conversar durante a prática, portanto a escala de esforço fica acima de 7.

Para quem não tem experiência com a prática de exercícios, o sugerido é começar com baixo volume e intensidade e ir progredindo o tempo de exercício, depois a intensidade, de acordo com a evolução. O mais indicado é procurar um profissional de educação física, pois este poderá organizar o treino seguindo a necessidade de cada indivíduo. Lembrando que se deslocar caminhando para o local de trabalho, serviços domésticos, trabalhos manuais, esportes de lazer, entre outros, também podem servir como atividade física, agregando no tempo de atividade semanal.

Para os pacientes em fase de pré-tratamento, onde houve um diagnóstico e estão esperando o início do tratamento, é indicado começar ou continuar o programa de treino, porém, a partir dessa fase deve haver alguns cuidados a serem tomados para preparar o corpo do indivíduo para receber o tratamento.

Um programa de treino bem estruturado pode trazer benefícios não só físicos como psicológicos para um paciente que acabou de receber um diagnóstico. Entre eles, podemos listar o aumento da autoestima, a melhora de diversos domínios da qualidade de vida, o controle da dor, a diminuição da fadiga geral e a regulação do funcionamento de algumas substâncias do cérebro que afetam sentimentos de tristeza e preocupação. Tudo isso pode servir de auxílio psicológico para o paciente passar pela fase de tratamento.

Quando pensamos nos ganhos que o exercício traz para o corpo é importante perceber que começar a se exercitar pode ajudar a reduzir os efeitos do tratamento sobre o corpo, especialmente quando ele afeta a nossa capacidade de fazer coisas. É como construir uma reserva para manter as habilidades corporais. Praticar exercícios físicos de três a cinco vezes por semana variando os estímulos, como 20 a 30 minutos de exercícios de musculação e *pilates* (exercícios resistidos) e 20 a 30 minutos de treino não resistido (caminhar, pedalar, nadar) pode ser eficiente no aumento da capacidade funcional, resposta imune, força, flexibilidade e aptidão física. Isso mostra a importância de treinar antes do processo. É importante equilibrar a quantidade e o esforço dos exercícios para evitar reações do corpo que causem inflamações ou enfraqueçam o sistema de defesa, o que não é bom para pessoas nessas situações.

Após o início do tratamento, os benefícios do exercício físico de manutenção da saúde permanecem, como atenuar os efeitos colaterais do tratamento, manutenção das funções físicas, composição corporal, capacidade funcional e força, sendo necessário provavelmente diminuir volume e intensidade segundo o nível de aptidão física do paciente, ou caso haja efeitos colaterais decorrentes do tratamento. Uma sugestão pertinente é a execução de exercício de força até 30 minutos, de duas a três vezes por semana em dias alternados, com exercícios submáximos e de grandes grupos musculares. Enquanto para exercícios não resistidos como caminhar e pedalar, é recomendado de 20 a 30 minutos por sessão em intensidade moderada, podendo ser realizado de forma contínua ou intervalada, dependendo da necessidade do paciente. A presença de um profissional de educação física durante os treinos pode aumentar a efetividade dos exercícios, uma vez que o mesmo pode organizar o volume e intensidade de forma mais eficiente para cada indivíduo quando comparado com os pacientes que treinam sozinhos.

Durante o tratamento é recomendado priorizar exercícios de baixo impacto, como caminhar e pedalar, além do exercício resistido supervisionado. Caso haja toxicidade durante a sessão de treino, como tontura, enjoo, ou fadiga extrema, interromper a sessão e diminuir o volume semanal até que o paciente se acostume com o programa. Vale lembrar também da importância do acompanhamento médico, pois alguns fatores, como baixos níveis de hemoglobina, plaquetas, além da febre alta podem ser motivo de contraindicação do exercício físico nessa fase.

Após o tratamento do câncer, o ideal é que o volume e a intensidade sejam reajustados para que os níveis de força, capacidade funcional, aptidão física, flexibilidade, equilíbrio e imunidade sejam retomados para o ideal para peso e idade do paciente. Em adição, manter um estilo de vida ativo após o tratamento pode aumentar a expectativa de sobrevivência do paciente.

Obras que guiaram o texto e sugestões de leitura:

- CHAZARRA, P. Collado; VILA, M. Santiñá. Influence of physical activity on radiotherapy-treated breast cancer patients: a systematic review. *Journal of healthcare quality research*, p. S2603-6479 (22) 00052-5.

- DHILLON, Haryana M. *et al*. The impact of physical activity on fatigue and quality of life in lung cancer patients: a randomised controlled trial protocol. *BMC cancer*, v. 12, n. 1, p. 1-9, 2012.
- DE ARRUDA SILVA, Ana Patrícia *et al*. A influência do exercício físico na qualidade de vida de adultos sobreviventes de câncer. *Revista Eletrônica Acervo Saúde,* n. 34, p. e1501-e1501, 2019.
- DE CASTRO RINALDI, Guilherme *et al*. Exercícios fisioterapêuticos em pacientes oncológicos com doença avançada: revisão integrativa / Physiotherapeutic Exercises in Cancer Patients with Advanced Disease: integrative Review. *Brazilian Journal of Health Review*, v. 4, n. 5, p. 22425-22439, 2021.
- GIMENES, Rafaella Alves; FERREIRA, Tairo Vieira. A influência do exercício físico no manejo da fadiga durante o tratamento quimioterápico. *Revista Multidisciplinar do Nordeste Mineiro*, v. 3, n. 1, 2022.
- MELHEM, Abrão José Jr *et al*. Impacto da atividade física na qualidade de vida e sobrevida de idosos com câncer: uma revisão sistemática. *Estudos Interdisciplinares Sobre o Envelhecimento*, v. 26, n. 1, 2021.
- MADDOCKS, Matthew. Physical activity and exercise training in cancer patients. *Clinical nutrition ESPEN*, v. 40, p. 1-6, 2020.
- PERGOLOTTI, Mackenzi *et al*. Older adults with cancer: a randomized controlled trial of occupational and physical therapy. *Journal of the American Geriatrics Society*, v. 67, n. 5, p. 953-960, 2019.
- VERZANI, Renato Henrique; SERAPIÃO, Adriane Beatriz de Souza. Contribuições tecnológicas para saúde: olhar sobre a atividade física. *Ciência & Saúde Coletiva*, v. 25, p. 3227-3238, 2020.

Capítulo 18: Como o paciente pode aplicar princípios terapêuticos utilizando materiais artísticos que possuem em casa?

Arte como recurso expressivo

Rafael Danilo Moreira

No cenário da oncologia, a arteterapia oferece um espaço de trabalho voltado para o desenvolvimento de recursos promotores de saúde pessoal e interpessoal, que podem ser úteis em conjunto com os apresentados por outros instrumentos terapêuticos mais voltados para o tratamento da doença. Duas das contribuições relatadas pela literatura são: o desenvolvimento da criatividade e o acesso a áreas de reflexão e, portanto, de expressão e comunicação, efetivas em áreas de experiência que as pessoas não conseguem descrever com palavras.

De acordo com a UBAAT – União Brasileira de Associações de Arteterapia (2023), a arteterapia é o uso da arte como base de um processo terapêutico que tem como objetivo estimular o crescimento interior abrindo novos horizontes e ampliando a consciência do indivíduo sobre si e sua existência. Essa modalidade de terapia usa a expressão simbólica sem preocupar-se com a estética, através de recursos expressivos como a pintura, modelagem, colagem, desenho, tecelagem etc. Sua função é propiciar mudanças psíquicas, assim como a expansão da consciência, reconciliando conflitos emocionais e desenvolvendo aspectos pessoais. Sendo assim, a arteterapia também possui o objetivo de facilitar a resolução de conflitos interiores e desenvolver a personalidade.

A arteterapia tem sido usada como uma forma complementar de tratamento para pacientes com câncer, proporcionando benefícios físicos, emocionais e psicossociais. Embora não seja uma cura para o câncer, pode desempenhar um papel importante no apoio ao bem-estar geral do paciente. Aqui estão alguns dos impactos potenciais da arteterapia nesses pacientes:

IMPACTOS POTENCIAIS DA ARTETERAPIA	
Expressão emocional	A arteterapia oferece uma saída criativa para os pacientes expressarem suas emoções relacionadas ao diagnóstico e tratamento do câncer. Pintura, desenho, escultura e outras formas de arte permitem que eles processem seus sentimentos, como medo, tristeza, raiva e ansiedade, de maneira não verbal.

Redução do estresse e da ansiedade	O diagnóstico e o tratamento do câncer podem ser extremamente estressantes. A arteterapia faz com que os pacientes relaxem, reduzam o estresse e aliviem a ansiedade. O engajamento em atividades artísticas pode promover a liberação de endorfinas e melhorar o humor.
Aumento da qualidade de vida	Participar de atividades artísticas pode ajudar os pacientes com câncer a se sentirem mais empoderados e no controle de sua própria jornada. Isso pode resultar em um aumento geral da qualidade de vida, mesmo diante dos desafios físicos e emocionais enfrentados durante o tratamento.
Estímulo à expressão criativa	A arteterapia incentiva os pacientes a se conectarem com sua criatividade e imaginação. Isso pode ajudá-los a se verem além da doença, permitindo que se concentrem em sua própria identidade, além de se reconectarem com aspectos de sua vida que não estão relacionados ao câncer.
Fortalecimento do sistema de apoio social	Participar de sessões de arteterapia em grupo oferece aos pacientes com câncer a oportunidade de interagir com outras pessoas que estão passando por experiências semelhantes. Isso cria um senso de comunidade, apoio mútuo e compreensão, o que pode ser altamente benéfico para a sua saúde mental.

É importante ressaltar que a arteterapia não substitui os tratamentos médicos convencionais para o câncer, mas pode ser um complemento valioso. Os pacientes devem sempre discutir suas opções de tratamento com a equipe médica e buscar um profissional qualificado em arteterapia para orientá-los durante o processo.

Neste capítulo sugere-se duas atividades artísticas que o paciente pode experimentar e desenvolver em casa em dias diferentes, lembrando que não se trata de uma sessão de arteterapia em si, mas acredita-se que possam ser eficazes em momentos de tédio, tristeza e ansiedade, lembrando que não há necessidade de nenhuma habilidade artística, já que o processo é mais importante que o produto final.

- **ATIVIDADE 1 – Resgatando a criança interior**
  (Tempo estimado: 1h20)

Objetivo: despertar confiança, criatividade e autoestima com recordações positivas da infância por meio do desenho e da pintura.

Materiais necessários: folha sulfite, folha de caderno ou papel para desenho, preferencialmente lápis de cor, giz de cera, canetinhas, guache, pincel.

Desenvolvimento: é importante que o paciente realize esta atividade em um ambiente tranquilo, bem iluminado e sem interferência de ruídos externos e digitais como o celular. De preferência, esteja sozinho para melhor aproveitamento. Pode utilizar a mesa da cozinha ou uma escrivaninha.

Coloque uma música ambiente. Sugestão: "Música relaxante – acalmar a mente e relaxar", de Cássio Toledo. Pode ser acessada nas plataformas gratuitas de vídeo e música digitais.

Sente-se de maneira confortável e mantenha os pés e as mãos descruzados, respire profundamente e expire o ar aos poucos, repetindo o movimento por cerca de cinco a dez vezes.

Antes de iniciar o desenho, ouça o poema "Infância", de Carlos Drummond de Andrade, que pode ser acessado nas plataformas gratuitas de vídeo e música digitais.

Em seguida, com os materiais artísticos em mãos, pense nas suas músicas preferidas na infância; se sentir necessidade, coloque-as para ouvir. Pense nas brincadeiras e doces preferidos, nos lugares que gostava de frequentar, as pessoas que eram mais próximas, na rotina escolar etc. É importante ressaltar que, nesta vivência, o objetivo é buscar memórias boas, alegres, afinal a infância é uma fase fundamental na vida das pessoas.

Após o momento de resgate de lembranças boas, comece a riscar no papel de forma espontânea. Você pode desenhar ou pintar livremente, escolhendo os materiais de sua preferência, ou retratar algumas de suas lembranças. Ao término, analise cuidadosamente a produção. Seu desenho é o mesmo de quando era criança? O que ele simboliza para você? Sua criança interior vem hoje te ajudar a olhar para a pessoa que você é hoje? Tente responder essas perguntas mentalmente. Após as reflexões, termine escutando sua música favorita na infância e exponha seu desenho em um lugar que você possa observá-lo, mas, se preferir, pode guardá-lo e revisitá-lo sempre que necessário.

- **ATIVIDADE 2 – "Uma história em busca de quem a escute" (Tempo estimado: 1h20 a 2h)**

Objetivo: refletir sobre a própria vida por meio de um processo intuitivo e criativo.

Materiais necessários: revistas de assuntos variados, papel sulfite, cola, régua, lápis e tesoura.

Nota: caso não tenha acesso a esses materiais físicos, você pode realizar uma colagem de forma digital no PowerPoint, no computador, ou no aplicativo PicCollage em seu *smartphone*. Baixe-o na PlayStore (é necessário conectar-se à internet), a loja de aplicativos do Android, e na App Store, no caso de iPhones. A busca de imagens pode ser feita no Pinterest, que é uma rede social de compartilhamento de fotos. Assemelha-se a um quadro de inspirações, onde os usuários podem compartilhar e gerenciar imagens temáticas, como de jogos, *hobbies*, roupas, perfumes, *animes* etc.

Desenvolvimento: iniciar com um relaxamento com música de fundo (aproximadamente três minutos). Recomenda-se a trilha sonora indiana ("Música clássica indiana para concentração, relaxamento, yoga, estudo e foco", disponibilizada por Renan Muniz de Assis e que pode ser acessada nas plataformas gratuitas de vídeo e música digitais), visto que trabalharemos com uma história indiana.

Em seguida, ouvir a audiodescrição da história "Uma história em busca de quem a escute", de Uma história, que pode ser acessada nas plataformas gratuitas de vídeo e música digitais.

Caso deseje adquirir o livro com essa e outras histórias, procure por *Uma história e uma história e uma história: conto dos contos da tradição oral*, de A. Gibson e J. Franklin, publicado pela editora Fólio em 2019.

Com papel, revista, cola e tesoura: após ouvir a história, separe um pedaço de papel (recomenda-se meia folha sulfite), usar na vertical. (Pode ser um papel com mais gramatura também.) A atividade pode ser feita em silêncio ou com a música indiana de fundo em som ambiente.

Inicie a busca de imagens em revistas variadas; o paciente irá escolher uma imagem de paisagem e colar sobre toda a meia folha de papel sulfite; em seguida, buscará três imagens menores que retratem coisas com que se identifique ou que dizem algo sobre você, e as colará sobrepondo na imagem maior (paisagem). A ideia é formar um cartão com uma imagem de fundo e três imagens sobrepostas.

Após o cartão estar pronto, preencha as seguintes frases no verso:
- Eu sou alguém que...
- Neste lugar eu me sinto...
- Deste lugar é possível...
- Hoje eu venho te dizer que...

Colagem digital: o processo será o mesmo, partindo da tela em branco, colando uma imagem de paisagem que cubra todo o fundo em branco e sobrepondo, como preferir, as três imagens menores, que podem ser de sua galeria de fotos da câmera ou de uma busca intuitiva no Pinterest.

Você pode repetir esta proposta em dias diferentes, afim de criar outros cartões e, se optar, não necessariamente precisa preencher as frases novamente. Exercite seu cérebro para interpretar as imagens escolhidas ou o que elas têm a te dizer.

Caso tenha gostado do tema e de realizar as atividades aqui propostas, procure em sua cidade um profissional habilitado (com registro na UBAAT – União Brasileira de Associações de Arteterapia) para realizar as sessões. Atualmente muitos arteterapeutas também oferecem atendimento digital *online*, o que facilita o acesso, ou, se ainda não conhecer nenhum, peça ajuda a um psicólogo, que certamente poderá te direcionar.

Obras que guiaram o texto e sugestões de leitura:
- CAO, Marián López Fernández; DÍEZ, Noemí Martínez. *Arteterapia*. Ediciones Tutor S. A.: 2012.
- DEL RÍO DIÉGUEZ, María; LÓPEZ PÉREZ, Rebeca. Arteterapia en oncología. *Metas de Enfermería*, v. 22, n. 5, 2019.
- DEL RÍO DIÉGUEZ, María. Arteterapia. Una vía más para la promoción de la salud. *Metas de enfermería*, v. 22, n. 1, 2019.

- FURLÁN HERMIDA, Micaela Rocío. *Arteterapia: el potencial transformador de la expresión artística en el proceso de sanación de pacientes oncológicos adultos*. 2022. Tese (Doutorado) – Universidad de Belgrano-Facultad de Humanidades-Licenciatura en Psicología.
- UBAAT – UNIÃO BRASILEIRA DE ASSOCIAÇÕES DE ARTETERAPIA. Disponível em: https://www.ubaat.com.br/#about. Acesso em: 13 maio 2023.

DIREITOS DO PACIENTE COM CÂNCER

Capítulo 19: Os aspectos legais (legislação e direitos) para o paciente oncológico

João Paulo Rodrigues

Todos os brasileiros são detentores de direitos garantidos pela Constituição Federal de 1998 desde o nascituro, ou seja, mesmo na barriga da mãe já adquirimos direitos extremamente importantes, como o direito à vida, por exemplo. Mas isso é só o começo. Os artigos 5º, 6º e 7º vão bem além, assegurando direitos e deveres a todas as pessoas residentes no país, sejam brasileiras ou estrangeiras.

E não para por aí. Além de tais garantias, ainda há que se falar nos estatutos e leis próprias que regem e regulamentam cada indivíduo de acordo com sua necessidade. Um exemplo bem claro disso seria o Estatuto da Pessoa Idosa, que tem como fundamento principal garantir os direitos e deveres relativos às pessoas maiores de 60 anos. Outro exemplo bem interessante seria o Estatuto da Criança e do Adolescente, que busca assegurar os direitos das pessoas menores de 18 anos.

Assim, nota-se que as leis brasileiras buscam se adequar à realidade de cada indivíduo, estabelecendo diretrizes próprias para cada caso específico. No caso dos pacientes oncológicos não é diferente; além das garantias, direitos e deveres a todas as pessoas, há que se falar em seu estatuto próprio, a lei nº 14.238 de 19 de novembro de 2021, que, em seu art. 1º esclarece que o estatuto busca "[...] assegurar e a promover, em condições de igualdade, o acesso ao tratamento adequado e o exercício dos direitos e das liberdades fundamentais da pessoa com câncer, com vistas a garantir o respeito à dignidade, à cidadania e à sua inclusão social", bem como "[...] estabelece princípios e objetivos essenciais à proteção dos direitos da pessoa com câncer e à efetivação de políticas públicas de prevenção e combate ao câncer".

Além disso, o estatuto tem como princípios essenciais garantir "[...] o respeito à dignidade da pessoa humana, à igualdade, à não discriminação e à autonomia individual; acesso universal e equânime ao tratamento adequado; diagnóstico precoce; estímulo à prevenção; informação clara e confiável sobre a doença e o seu tratamento; transparência das informações dos órgãos e das entidades em seus processos, prazos e fluxos; oferecimento de tratamento sistêmico referenciado em acordo com diretrizes preestabelecidas por órgãos competentes; fomento à formação e à especialização dos profissionais envolvidos; estímulo à conscientização, à educação e ao apoio familiar; ampliação da rede de atendimento e de sua infraestrutura; sustentabilidade dos tratamentos, garantida, inclusive, a tomada de decisão com vistas à prevenção de agravamentos e à socioeficiência; humanização da atenção ao paciente e à sua família".

Ademais, o estatuto tem como objetivos "[...] garantir e viabilizar o pleno exercício dos direitos sociais da pessoa com câncer; promover mecanismos adequados para o diagnóstico precoce da doença; garantir o tratamento adequado, nos termos das leis nos 8.080, de 19 de setembro de 1990, e 12.732, de 22 de novembro de 2012; fomentar a comunicação, a publicidade e a conscientização sobre a doença, sua prevenção, seus tratamentos e os direitos da pessoa com câncer; garantir transparência das informações dos órgãos e das entidades em seus processos, prazos e fluxos e o acesso às informações imprescindíveis acerca da doença e do seu tratamento pelos pacientes e por seus familiares; garantir o cumprimento da legislação vigente com vistas a reduzir as dificuldades da pessoa com câncer desde o diagnóstico até a realização do tratamento", entre outros.

Criado para tratar exclusivamente dos direitos dos pacientes oncológicos, se faz necessário que todos tenham conhecimento de determinadas garantias. Vejamos alguns direitos fundamentais trazidos pela lei nº 14.238 de 19 de novembro de 2021:

"Art. 4º São direitos fundamentais da pessoa com câncer:

I – Obtenção de diagnóstico precoce; em outras palavras, se faz necessário, políticas de prevenção quem buscam conter o câncer ainda em seu desenvolvimento inicial.

II – Acesso a tratamento universal, equânime, adequado e menos nocivo; ou seja, o melhor tratamento possível para preservação da saúde e dignidade da pessoa humana.

III – Acesso a informações transparentes e objetivas relativas à doença e ao seu tratamento; portanto, não se pode omitir ou esconder qualquer diagnóstico do paciente.

IV – Assistência social e jurídica; neste caso, é um direito do paciente com câncer ter acesso à assistência jurídica gratuita.

V – Prioridade; que se dá em estabelecimentos públicos ou privados, entre outros, bem como prioridade em processos judiciais.

VI – Proteção do seu bem-estar pessoal, social e econômico;

VII – Presença de acompanhante durante o atendimento e o período de tratamento;

VIII – Acolhimento, preferencialmente, por sua própria família, em detrimento de abrigo ou de instituição de longa permanência, exceto da que careça de condições de manutenção da própria sobrevivência;

IX – Tratamento domiciliar priorizado;

X – Atendimento educacional em classe hospitalar ou regime domiciliar, conforme interesse da pessoa com câncer e de sua família, nos termos do respectivo sistema de ensino."

É importante salientar que determinados direitos não se limitam a este artigo ou mesmo a esta lei, além deste e da Constituição Federal de 1988, ainda há que se fazer em direitos previdenciários, trabalhistas, civis, políticos, entre outros, como por exemplo: direito a auxílio-doença; aposentadoria por invalidez; saque do FGTS; medicamentos gratuitos; transporte gratuito; garantias nos estudos e no trabalho; isenção de Imposto de Renda; isenção de IPTU; isenção de IPVA, entre outros. Contudo, ainda no que diz respeito à lei regulamentadora dos direitos dos pacientes oncológicos, vejamos o que dispõe os art. 5º, 6º e 7º do estatuto.

"Art. 5º É dever da família, da comunidade, da sociedade e do poder público assegurar à pessoa com câncer, prioritariamente, a plena efetivação dos direitos referentes à vida, à saúde, à alimentação, à assistência social e jurídica, à convivência familiar e comunitária, entre outros decorrentes da Constituição Federal e das leis.

Art. 6º Nenhuma pessoa com câncer será objeto de qualquer tipo de negligência, discriminação ou violência, e todo atentado aos seus direitos, por ação ou omissão, será punido na forma da lei.

Art. 7º É dever do Estado desenvolver políticas públicas de saúde específicas direcionadas à pessoa com câncer, que incluam, entre outras medidas:

I – Promover ações e campanhas preventivas da doença;
II – Garantir acesso universal, igualitário e gratuito aos serviços de saúde;
[...]
IV – Promover avaliação periódica do tratamento ofertado ao paciente com câncer na rede pública de saúde e adotar as medidas necessárias para diminuir as desigualdades existentes;
V – Estabelecer normas técnicas e padrões de conduta a serem observados pelos serviços públicos e privados de saúde no atendimento à pessoa com câncer;
VI – Estimular o desenvolvimento científico e tecnológico para promoção de avanços na prevenção, no diagnóstico e no combate à doença;
VII – Promover processos contínuos de capacitação dos profissionais que atuam diretamente nas fases de prevenção, de diagnóstico e de tratamento da pessoa com câncer;
VIII – Capacitar e orientar familiares, cuidadores, entidades assistenciais e grupos de autoajuda de pessoas com câncer;
IX – Organizar programa de rastreamento e diagnóstico que favoreça o início precoce do tratamento;
X – Promover campanhas de conscientização a respeito de direitos e de benefícios previdenciários, tributários, trabalhistas, processuais e de tratamentos de saúde, entre outros, da pessoa com câncer."

Por fim, ficam evidenciados os direitos e garantias estabelecidos pela Constituição Federal de 1988 e os direitos fundamentais trazidos pela lei nº 14.238 de 19 de novembro de 2021, que determinam que os direitos da pessoa com câncer serão assegurados mediante a efetivação de políticas sociais públicas, de modo a garantir seu bem-estar físico, psíquico, emocional e social com vistas à preservação ou recuperação de sua saúde.

Obras que guiaram o texto e sugestões de leitura:

- ABRALE. Cartilha de Direitos do Paciente com Câncer. 2023. Disponível em: https://www.abrale.org.br/wp-content/uploads/2021/01/Cartilha-Direitos-do-Paciente-web-1.pdf. Acesso em: 14 set. 2023.
- FEDERAL, Senado. Constituição de 1988. Brasília, DF: Senado Federal, Coordenação de Edições Técnicas, 2022.
- CONGRESSO NACIONAL. Lei N° 14.238 de 19 de novembro de 2021. Disponível em: https://www.planalto.gov.br/ccivil_03/_ato2019-2022/2021/lei/L14238.htm. Acesso em: 27 nov. 2023.

MINHA VIDA PESSOAL E A REALIDADE COM O CÂNCER

Capítulo 20: Quais aspectos psicológicos podem aparecer e em que momento devo me preocupar?

Fabio Marcelo da Silva Valverde

Atualmente, mesmo com todos os avanços da medicina quanto à cura do câncer, ainda existe muito medo diante do diagnóstico, o que faz com que o paciente se perceba em um momento de crise ao se deparar com o adoecimento. Nota-se também que o diagnóstico faz surgir pensamentos que podem interferir no estado emocional, pelo fato de ter sido construído e reforçado socialmente ao longo da vida, com a imagem distorcida que o câncer é sempre algo doloroso e mortal.

Sendo assim, algumas reações emocionais também podem surgir desde o momento em que existe uma suspeita de câncer, e se manifestar com maior intensidade a partir da confirmação do diagnóstico e ao longo do tratamento. Considerando que todo ser humano tem a certeza de que um dia irá morrer, algumas situações, tais como o diagnóstico de uma doença como o câncer, costumam lembrar o paciente de uma realidade difícil de ser aceita e que parecia tão distante, colocando-o diante da possibilidade de sua própria morte, vivendo, assim, o diagnóstico como uma sentença.

Dessa forma, o diagnóstico assume um lado sombrio, capaz de despertar diversos aspectos psicológicos, tais como medo, angústia, ansiedade, depressão, perda do sentido da vida, solidão, interferências nos relacionamentos interpessoais, modificações na autoestima, na autoimagem corporal, raiva, entre outros, que podem afetar o equilíbrio e bem-estar do paciente e de seus familiares.

Mesmo com toda essa representação social que insiste em vir à mente do paciente ao ser diagnosticado com câncer, sabe-se que uma parcela significativa dos pacientes oncológicos, que há algumas décadas estariam "condenados", conseguem atualmente sobreviver à doença, e, ainda que com algumas restrições, ter muita qualidade de vida.

Nota-se que uma das reações mais comuns do paciente diante do diagnóstico de uma doença como o câncer é o choque temporário, que, aos poucos, vai sendo substituído pelo pensamento de que aquilo não pode estar acontecendo e que surge como uma forma de negação na qual o paciente pode se apresentar muito assustado em um primeiro momento, e depois recusar-se a acreditar no diagnóstico.

Cabe ressaltar que, em situações novas, geralmente há diferentes estágios emocionais até que ocorra a aceitação. No caso do câncer, o tratamento é apresentado ao paciente, e, normalmente, recebido por ele em um momento que ainda se encontra diante de um estado de certo choque emocional com o diagnóstico. Além disso, ainda pode se manifestar um estresse importante associado ao medo e à ansiedade, principalmente pelo desconhecimento e a incerteza do que está por vir, diante do prognóstico que se aproxima.

Considera-se, sobretudo, que tais reações emocionais são compreensíveis para o atual momento vivido, sendo esperado que o paciente sinta e se apresente de tal forma, lembrando que esse estágio pode durar dias, semanas ou meses, sendo um sentimento muito particular, pois adoecer é sempre uma experiência única. Do mesmo modo, entende-se que o sofrimento e todos os conflitos internos despertados também apresentam um caráter subjetivo, uma vez que os aspectos psicológicos que porventura possam aparecer consequentemente estarão diretamente relacionados à localização do câncer, ao estágio da doença e ao próprio tratamento.

Nesse sentido, pode-se compreender, por exemplo, a questão do sentimento feminino sendo abalado no câncer de mama, quando surge o medo das transformações no corpo, preocupações se o parceiro continuará a desejá-la e sobre como a sociedade irá enxergá-la a partir daquele momento, já que a mama é entendida como um referencial feminino.

Durante o tratamento, ao passar por situações adversas, e pelo medo de possíveis procedimentos terapêuticos e exames mais dolorosos e invasivos, o paciente pode ser invadido por uma sensação de perda do controle de sua própria vida. Do mesmo modo, pode vivenciar perdas em um momento ou outro, muitas vezes simbólicas ou não, como a da privacidade e da autonomia, colocando-o diante de uma incerteza quanto ao futuro, de dúvidas sobre a cura, tratamentos e recidivas, o que tende a aumentar a ansiedade.

Frequentemente, as pessoas com câncer podem vivenciar grandes mudanças de humor e em sua rotina de vida diária. Esses sentimentos assustam e podem colocar em desequilíbrio o seu potencial interior de lidar com todas as mudanças ocorridas. Entretanto, com o tempo, mesmo que uma certa tristeza e desesperança possam aparecer, é possível alcançar uma aceitação genuína e espera-se que o paciente consiga criar e fazer uso de estratégias de enfrentamento como forma de amenizar o sofrimento e se adaptar à situação.

Mas se existem tantos aspectos psicológicos que podem aparecer desde o diagnóstico, estando dentro das mais diversas reações emocionais esperadas, em qual momento, de fato, o paciente deve começar a se preocupar? É preciso que o paciente, os familiares e sobretudo a equipe estejam sempre atentos. Sinais de entristecimento prolongados em demasia, preocupações que não passam mesmo quando são utilizados fatos para analisá-las, irritabilidade aumentada, por exemplo, podem sugerir que as questões emocionais estão além do considerado aceitável para o momento.

Quando as emoções não são trabalhadas, isso pode dificultar o ajustamento do paciente à situação de adoecimento e, consequentemente, contribuir para um agravamento do quadro, fazendo com que, em alguns casos, se manifeste algum transtorno emocional.

Da mesma forma, podem ser provocados outros prejuízos ao paciente, não apenas de ordem emocional, tais como: resistência e baixa adesão ao tratamento, dificuldade em aceitar ajuda, pessimismo e pouca resiliência, que podem fazê-lo se entregar e dificultar a terapêutica. Isso pode configurar algum quadro de alteração emocional que demanda um acompanhamento psicológico específico; são pontos importantes a serem abordados com a equipe, na medida em que a compreensão atual do câncer valoriza a teoria de que o tratamento pode sofrer influências de fatores psicológicos, já que a depressão crônica e o estresse reduzem a reação imunológica. Portanto, é de grande importância o papel ativo do paciente, pois o bom prognóstico não depende apenas de fatores fisiológicos.

Caso o paciente realize ou já tenha realizado, ao longo da vida, algum tratamento psicológico ou psiquiátrico, é importante ficar atento, pois pessoas com história de quadro psiquiátrico pregresso, diante de situações que geram estresse, têm maiores chances de manifestar esse quadro novamente. Sob o mesmo ponto de vista, se o paciente já fez ou fará uso de alguma medicação psiquiátrica no decorrer do tratamento, ou em fases de manutenção, se faz importante não deixar de informar a equipe.

Sem dúvida, existem caminhos para lidar com todas essas emoções e buscar trabalhá-las antes de se tornarem mais complexas e prejudiciais ao paciente, e a equipe médica está sempre à disposição para ajudar. Primeiramente, é preciso considerar que o paciente pode conseguir falar sobre suas questões mais íntimas e expor suas dúvidas aos familiares e pessoas de sua proximidade e confiança, mas isso não substitui ou invalida uma ajuda profissional especializada, no caso um psicólogo.

Este profissional auxiliará no processo de aceitação e enfrentamento da doença desde o diagnóstico, e na obtenção de comportamentos e pensamentos mais adequados para que o tratamento flua da melhor forma possível e o paciente tenha maior qualidade de vida. A manutenção de atitudes e pensamentos positivos quanto ao tratamento e a própria vida só tendem a ajudar na recuperação. Quanto mais conhecimento o paciente possui de si próprio e do tratamento, maior o seu poder de ação e capacidade de interferir positivamente na própria saúde.

Obras que guiaram o texto e sugestões de leitura:

- BUCHER-MALUSCHKE, Júlia Sursis Nobre Ferro; FIALHO, Roberta Barreira Massler; PEDROSO, Janari da Silva; COELHO, Jane Alves; RAMALHO, Juniana de Almeida Mota. Dinâmica familiar no contexto do paciente oncológico. *Rev. NUFEN*, v. 6, n. 1, p. 87-110, 2014.

- KUBLER-ROSS, E. *Sobre a morte e o morrer*. São Paulo: Martins Fontes, 1998.
- KAPLAN, H. I.; SADOCK, B. J.; GREBB, J. A. *Compêndio de Psiquiatria*. Porto Alegre: Artmed, 1997.
- LORENCETTI, A.; Simonetti, J. P. As estratégias de enfrentamento de pacientes durante o tratamento de radioterapia. *Revista latino-americana de enfermagem*, v. 13, n. 6, p. 944-1250, 2005.
- MOURA, Antônia Santa Rolim; VALVERDE, Fábio Marcelo da Silva. Contribuições da Psicologia na especialidade do câncer de mama no Hospital de Amor de Barretos. *In:* ZUCCA-MATTHES, Gustavo. *Câncer de Mama*: uma filosofia de tratamento (Breast Unit Barretos – BUB). 1. ed. Rio de Janeiro: Thiemi Revinter, 2018. p. 374-377.
- PENNA, T. L. M. Dinâmica psicossocial de famílias de pacientes com câncer. *In*: MELLO FILHO, J.; BURD, M. (Orgs.). *Doença e família*. São Paulo: Casa do Psicólogo, 2004.
- REICHE, E. M. V.; NUNES, S. O. V.; MORIMOTO, H. K. Disfunções no sistema imune induzidas pelo estresse e depressão: implicações no desenvolvimento e progressão do câncer. *Revista Brasileira Oncologia Clínica*, v. 1, n. 5, p. 19-28, 2005. Disponível em: http://sboc.org.br/revista-sboc/pdfs/5/artigo3.pdf. Acesso em: 30 jan. 2014.
- STOLAGLI, V. P.; EVANGELISTA, M. R. B.; CAMARGO, O. P. Implicações sociais enfrentadas pelas famílias que possuem pacientes com sarcoma ósseo. *Acta Ortopédica Brasileira*, v. 16, n. 4, p. 242-246, 2008. Disponível em: http://www.redalyc.org/articulo.oa?id=65713427011. Acesso em: 30 jan. 2014.
- SILVA, Shirley de Souza; DE AQUINO, Thiago Antonio Avellar; DOS SANTOS, Roberta Montenegro. O paciente com câncer: cognições e emoções a partir do diagnóstico. *Revista brasileira de terapias cognitivas*, v. 4, n. 2, p. 73-88, 2008.
- SILVA, G.; SANTOS, M. A. Stressors in breast cancer posttreatment: a qualitative approach. *Revista Latino-Americana de Enfermagem*, v. 18, n. 4, p. 688-695, 2010. DOI: http://dx.doi.org/10.1590/S0104-11692010000400005.

- SCOTT, J. Cancer patients. *In*: SCOTT, J.; WILLIAMS, J. M. G.; BECK, A. T. (Orgs.). Cognitive therapy in clinical practice: an illustrative casebook. Nova York: Routledge, 1991. p. 103-125.
- TRINCAUS, M. R.; CÔRREA, A. K. A dualidade vida-morte na vivência dos pacientes com metástase. *Revista da Escola de Enfermagem USP*, v. 41, n. 1, p. 44-51, 2007. DOI: http://dx.doi.org/10.1590/S008 0-62342007000100006.
- VENÂNCIO, J. L. Importância da atuação no tratamento de mulheres com câncer de mama. *Revista brasileira de cancerologia*, v. 50, n. 1, p. 55-63, 2004.

Capítulo 21: Reconstrução da autoimagem considerando as alterações corporais no tratamento contra o câncer e seu impacto na relação com o próprio corpo e o parceiro conjugal

Guilherme Henrique Pupim Garcia e
Maria Eduarda Ferreira Marques

O tratamento contra o câncer pode gerar alterações corporais diversas a depender do tipo de câncer que se está tratando e dos métodos de tratamento utilizados. Além disso, e talvez mais importante ainda que tais mudanças, são os efeitos na saúde mental e na forma como nos enxergamos.

Com relação aos impactos sobre a autoimagem, a autoestima e a maneira como uma pessoa vê o próprio corpo, é importante ressaltar que qualquer tipo de intervenção, radioterapia, quimioterapia, terapias hormonais, abordagens cirúrgicas, entre outras, poderão apresentar risco para efeitos adversos, como queda de cabelo, cicatrizes, alteração de peso, amputações, entre outras. No entanto, não podemos nos esquecer de que existem inúmeros métodos e outros tratamentos para reduzir e amenizar esses impactos negativos que os cânceres causam em nossos corpos e mentes.

Quanto aos métodos terapêuticos e/ou cirúrgicos, irá depender do tipo de câncer, local e estadiamento, portanto a melhor forma de buscar conhecimento sobre a redução de sequelas do tratamento, é claro, é conversar e buscar informações junto ao seu médico e a equipe multiprofissional (enfermagem, fisioterapia, psicologia, fonoaudiologia, nutrição, terapia ocupacional etc.), que são os profissionais da saúde que acompanham o caso e têm o conhecimento e a experiência necessários.

É fundamental lembrar que cada pessoa enfrentará essas alterações de forma única. O impacto na autoimagem e na relação com o próprio corpo varia de pessoa para pessoa. Existem métodos que são inquestionáveis quanto aos benefícios que podem trazer aos pacientes que estão em tratamento de câncer ou que já terminaram, mas que ficaram com sequelas. O uso da medicina integrativa e complementar, assim como a prática de psicoterapia, ou seja, atividades que envolvam a melhora da saúde não só do corpo, mas também da mente, são fundamentais para a manutenção da autoestima e da forma como o paciente irá lidar com suas emoções, alterações corporais, possíveis limitações físicas e suas expectativas do tratamento.

Estudos apontam que a terapia cognitivo comportamental e a *mindfulness* são ferramentas muito eficazes no combate de crenças desadaptativas, além de oferecer treinamento de habilidades de enfrentamento, controle de estresse e ansiedade e exercícios de relaxamento. A acupuntura, a yoga, a terapia musical, o *reiki*, entre outras, vêm demonstrando cada vez mais benefícios no controle e alívio de dores, sofrimento mental, estresse e promoção do bem-estar.

Atividades de reabilitação e prática de exercícios físicos são outros pilares que demonstram melhora na angústia e de sintomas depressivos em sobreviventes de câncer, além de vários aspectos da saúde física, bem-estar emocional, qualidade de vida, imagem corporal e na ressignificação do próprio corpo e no modo como este se relaciona com outro corpo, como em uma atividade sexual.

A saúde sexual é uma construção multidimensional que vai além da relação sexual em si. Ela também inclui a intimidade, a imagem corporal, o desejo, excitação, orgasmo e satisfação.

Problemas relacionados ao desejo sexual e à autoimagem decorrente do tratamento do câncer são os problemas mais comuns relatados por pacientes. Queixas de perda da libido, problemas com demonstração de afeto, alterações da intimidade sexual e emocional são mais comuns em cânceres que afetam regiões relacionadas ao prazer (mamas, pênis, próstata, vagina, útero), porém podem estar presentes em outras regiões também. A partir disso, diversas abordagens e técnicas são desenvolvidas e constantemente atualizadas visando a melhoria do bem-estar e da qualidade de vida sexual não apenas da pessoa que passa por tratamento, mas também incluindo seus parceiros.

Vale lembrar que todo paciente deve passar por uma abordagem multidisciplinar, por isso a melhor forma de se obter conhecimento sobre a doença e informações do tratamento é conversando com os especialistas indicados para cada caso.

Nos homens com câncer, a disfunção sexual é um problema comum que tem um impacto negativo na qualidade de vida e em seu estado psicológico, independentemente de seu envolvimento em relacionamentos estáveis e de sua orientação sexual. Outro dado importante é que os transtornos da sexualidade masculina são causados mais pelo tratamento do que pela doença, apesar de, muitas vezes, a disfunção sexual estar relacionada ao diagnóstico do câncer.

Se for confortável ao paciente, incluir o parceiro nas orientações é algo que mostra resultados mais positivos, sempre com estimulação do diálogo e do aprimoramento da abertura emocional entre ambos, visto que o câncer representa uma ameaça aos relacionamentos.

Para as mulheres, a autopercepção da fertilidade após o tratamento do câncer também é importante ser avaliada além da capacidade física de gerar um filho. Tais preocupações podem persistir mesmo que não haja complicações com a fertilidade decorrentes do tratamento.

Para pacientes que desejam ter filhos, atualmente, existem outras opções além da gravidez, como adoção, porém todas devem ser cuidadosamente avaliadas e conversadas com o parceiro.

O diagnóstico pode gerar conflitos, dificuldades na comunicação, falta de habilidade em lidar com os próprios sentimentos e os do parceiro. Quanto ao prejuízo na atividade sexual do casal, pode ser que o parceiro se sinta incapaz de auxiliar no cuidado, não saiba lidar com as novas necessidades, tenha dificuldade de adaptar-se a um novo estilo de vida, afinal, toda a dinâmica familiar é afetada e o casal passa a conviver com a possibilidade de perda daquela pessoa querida.

O ideal é que todo paciente diagnosticado com câncer e com parceiros afetivos pudesse ter a participação desses parceiros em todo o tratamento, mas devemos considerar que isso depende das condições e da qualidade do relacionamento.

As pessoas nascem e desenvolvem-se em contato com uma rede de apoio formada por família, comunidade, amigos, trabalho, entre outros. Mas cada rede de apoio é formada de uma maneira, devido às diferenças culturais, econômicas e sociais. A família é relevante em dois níveis: no das relações sociais e no da vida emocional dos seus membros. É através dela que aprendemos a viver em sociedade e a perceber o mundo e é a primeira instituição que o indivíduo se comunica e interage.

A rede de apoio tem um papel muito importante no tratamento de doenças, por dar suporte à adesão ao tratamento, trazer conforto, motivação, bem-estar, qualidade de vida, entre outros. Deve ser considerado que o adoecimento afeta as relações interpessoais, o que deve ser visto de maneira natural, pois toda mudança gera angústia.

A equipe da psicologia pode auxiliar na compreensão dos sentimentos associados à doença e das reações decorrentes do estresse apontando modos de adaptação, auxiliar na compreensão de limites em relação à mudança de tratamento, nas alterações nas rotinas sociais e familiares, nas mudanças nos aspectos afetivos e comportamentais, lidar com o estresse relacionado à sobrecarga da doença e sensação de impotência.

O cuidado prestado ao paciente deve contar com uma equipe interdisciplinar, formada por diferentes profissionais, como, por exemplo: médicos, fonoaudiólogos, farmacêuticos, enfermeiros, dentistas, psicólogos, assistentes sociais e terapeutas ocupacionais. E o objetivo dessa equipe é pensar de forma conjunta em estratégias de enfrentamento, dar suporte e disponibilizar um cuidado singular.

Os grupos de apoio são uma opção válida de estratégia de enfrentamento, pois são pensados para unir pacientes em torno de algo em comum e desfrutar de recursos educacionais para que o paciente possa ser empoderado com informações. Isso faz com que haja diminuição do sofrimento, que, muitas vezes, acontece por falta de conhecimento; além disso, o grupo tem efeito terapêutico pensando em apoio, um espaço reservado para a exposição de falas, pensamentos e sentimentos.

Obras que guiaram o texto e sugestões de leitura:

- AMBROSIM, Mariana Zoboli *et al*. Breast cancer diagnosis: implications for the behavioral changes in the social support network/Diagnóstico do câncer de mama: implicações na mudança de comportamento da rede de suporte social. *Revista de Pesquisa Cuidado é Fundamental Online*, v. 13, p. 595-601, 2021.
- JULIANO, M. C. C.; YUNES, M. A. M. Reflexões sobre rede de apoio social como mecanismo de proteção e promoção de resiliência. *Ambiente e Sociedade*, v. 17, n. 3, jul./set. 2014. Disponível em: https://www.scielo.br/j/asoc/a/BxDVLkfcGQLGXVwnHp63HMH/.
- SYRJALA, Karen L.; YI, Jean Chiyon. Overview of psychosocial issues in the adult cancer survivor. *UpToDate*, 2023. Disponível em: https://www.uptodate.com/contents/overview-of-psychosocial-issues-in-the-adult-cancer-survivor?search=altera%C3%A7%C3%B5es%20corporais%20tratamento%20de%20cancer&source=search_result&selectedTitle=12~150&usage_type=default&display_rank=12. Acesso em: 20 jun. 2023.
- LANE, S. T. M. *et al*. *Psicologia social:* o homem em movimento. São Paulo: Editora Brasiliense, 2006.
- *Manual de Cuidados Paliativos*. São Paulo: Academia Nacional de Cuidados Paliativos (ANCP), 2012. p. 31-53. Disponível em: https://dms.ufpel.edu.br/static/bib/manual_de_cuidados_paliativos_ancp.pdf. Acesso em: 20 set. 2023.
- NERIS, Rhyquelle Rhibna; ANJOS, Anna Cláudia Yokoyama dos. Experiência dos cônjuges de mulheres com câncer de mama: uma revisão integrativa da literatura. *Revista da Escola de Enfermagem da USP*, v. 48, p. 922-931, 2014.
- SILVA, M. P. B.; ALVES, R. S. S.; LEITE, A. C.; MENEZES, S. da C.; TEODORO, J. A.; SALES, D. F. da S.; SANTOS, N. C. F. dos; BRITO, L. P. da S.; RODRIGUES, D. de B.; PEREIRA, B. L.; RESENDE, K. A.; SILVA, L. da C.; SAMPAIO, B. C. A. B.; SUCUPIRA, K. S. M. B.; SISCONETTO, A. T.; SILVA, V. C. R. da; SILVA, E. R. da; SILVA, J. K. A. da; RIBEIRO, Y.;

TORRES, J. C.; Santos, R. C. A.; SOARES, I. L.; VERAS, C. A. As contribuições da equipe multiprofissional da atenção básica de saúde frente aos cuidados paliativos. *Research, Society and Development*, v. 10, n. 4, p. e40210413887, 2021. DOI: 10.33448/rsd-v10i4.13887. Disponível em: https://www.rsdjournal.org/index.php/rsd/article/view/13887. Acesso em: 20 jun. 2023.

O CONTEXTO DO TRATAMENTO PALIATIVO

Capítulo 22: O que são cuidados paliativos?

Cuidados paliativos: suporte integral para os pacientes com câncer

Crislaine de Lima e Talita Caroline de Oliveira Valentino

Paliativo vem do termo derivado do latim *pallium*, que significa "coberto com capa". É como se fosse um manto que nos envolve, assim como os mantos que os cavaleiros usavam para se proteger das tempestades em suas jornadas. Sendo assim, CUIDAR é a essência dos cuidados paliativos, um termo que tem o sentido de proteger e oferecer suporte.

Ao contrário do que a maioria dos pacientes e das pessoas que o amam pensam e muitas vezes acreditam, receber cuidados paliativos não significa que não existem mais possibilidades de assistência, tratamento ou que simplesmente "nada mais pode ser feito". Os cuidados paliativos são uma forma de cuidado que visa melhorar a qualidade de vida de pacientes e seus familiares quando enfrentam doenças graves que podem ameaçar a continuidade da vida, como, por exemplo, o câncer. Essa abordagem tem como objetivo prevenir e aliviar o sofrimento, buscando identificar, avaliar e tratar de maneira eficaz a dor e outras manifestações que possam surgir, tanto de natureza física quanto emocional, social e espiritual.

Recomenda-se que os cuidados paliativos sejam iniciados precocemente, ou seja, o mais cedo possível, e simultaneamente aos tratamentos oncológicos, como quimioterapia, radioterapia, entre outros. Com isso, visa-se identificar a abordagem mais adequada e eficaz no tratamento e controle dos sintomas biopsicossociais e espirituais manifestados devido à doença e ao tratamento em si. Esses sintomas podem afetar a saúde e o bem-estar do paciente de forma geral.

A fim de proporcionar cuidados completos e de qualidade para garantir o bem-estar de todos os envolvidos, os cuidados paliativos são fornecidos por uma equipe multidisciplinar que envolve médicos paliativistas, enfermeiros, fisioterapeutas, psicólogos, terapeutas ocupacionais, capelães, assistentes sociais, entre outros profissionais, juntamente com os especialistas na enfermidade do paciente. O objetivo principal é garantir que todos se sintam apoiados e cuidados durante cada uma das fases, pois, em geral, sabe-se que todas as etapas da doença costumam vir acompanhadas de sintomas que se manifestam no corpo, mente, vida social e espiritual do paciente. Além disso, a doença pode despertar o medo da morte, as preocupações com a família, os desafios financeiros, entre outros, que precisam ser enfrentados.

Para poder abordar, tratar e cuidar de todos esses possíveis sintomas, manifestações, problemas ou preocupações apresentadas pelo paciente, os profissionais da equipe de cuidados paliativos acompanham os pacientes e seus familiares durante todas as fases da doença, desde o momento do diagnóstico do câncer, tratamento no estágio inicial ou avançado, independentemente da evolução da doença.

De modo geral, o médico paliativista atua promovendo a melhora do conforto físico, seja pela diminuição da dor, ou qualquer outro sintoma, prescrevendo os tratamentos e medicamentos apropriados, acompanhando e manejando a evolução. Como um todo, a equipe multidisciplinar trabalha juntamente com o médico para amenizar todos esses sintomas, assim como qualquer outra manifestação, problema e preocupação do paciente e de seus entes queridos. A equipe de enfermagem administra medicamentos, cuida da higiene e dieta dos pacientes, e identifica seus sofrimentos. O psicólogo oferece suporte emocional à família, tratando o sofrimento psicológico como angústias, ansiedades e medos. O fisioterapeuta auxilia na promoção de exercícios respiratórios e alongamentos e prevenindo complicações causadas pelo adoecimento. O nutricionista orienta a dieta e a ingestão alimentar de acordo com a necessidade de cada paciente, enquanto o fonoaudiólogo atua juntamente com o nutricionista, avaliando como está sendo esta ingestão dos alimentos, a fim de evitar incidentes como, por exemplo, o engasgo. O dentista cuida da higiene oral, mastigação e prevenção/tratamento de doenças bucais. O assistente social auxilia em questões legais e sociais relacionadas à saúde. O capelão oferece suporte espiritual ao paciente e seus familiares, respeitando as diferentes culturas.

Sendo assim, quando alguém mencionar que o paciente com câncer receberá ou está recebendo cuidados paliativos, não há motivo para temer. Há muito a ser feito. Os benefícios dos cuidados paliativos são possíveis em várias dimensões do indivíduo. No corpo físico, os sintomas desagradáveis, como dor, fadiga, falta de ar, diminuição da mobilidade, náuseas, vômitos, úlceras, entre outros, são manejados e podem ser controlados. No âmbito social e familiar, os profissionais de saúde promovem suporte, levando em consideração questões como atendimento domiciliar, aspectos econômicos (como emprego do paciente e dos familiares, afastamento ou aposentadoria), presença de um cuidador e as dificuldades que ele enfrenta para oferecer os cuidados necessários. Em relação às questões psicológicas, é importante estar atento à presença ou ao desenvolvimento de condições como ansiedade e depressão, que podem agravar a percepção do indivíduo sobre si mesmo e sua doença, aumentando o sofrimento. Isso também se aplica ao cuidador, que muitas vezes se vê sobrecarregado com todas as demandas impostas pela doença. Quanto ao aspecto espiritual/religioso, é fundamental que os profissionais de saúde abordem esses temas com sensibilidade, buscando compreender as opiniões e prioridades dos pacientes, orientando sempre em direção à resolução dos problemas.

Tradicionalmente, os cuidados paliativos têm sido oferecidos a pacientes com câncer. No entanto, é fundamental destacar que não se limitam apenas aos pacientes com câncer e seus familiares. Eles também podem ser oferecidos a pacientes de todas as idades (crianças, adultos e idosos) e que enfrentam outras doenças crônicas, como as doenças cardíacas e pulmonares, por exemplo, a Doença Pulmonar Obstrutiva Crônica (DPOC), a tuberculose e a insuficiência cardíaca congestiva (ICC). Além disso, HIV/Aids, pacientes com doenças neurológicas, como o Acidente Vascular Cerebral (AVC), Alzheimer e outras demências, Doença de Parkinson e Esclerose Múltipla, também podem beneficiar-se dos cuidados paliativos.

Os cuidados paliativos são essenciais em diversos serviços de saúde onde se recebe atendimento, como postos de saúde, clínicas médicas, hospitais e unidades ambulatoriais, abrangendo tanto a atenção básica de saúde, conhecida como atenção primária, quanto a atenção secundária e terciária, que são os serviços de saúde mais especializados e os de alta complexidade. É fundamental que os profissionais de saúde que compõem a equipe responsável por esses cuidados sejam educados e qualificados por meio de treinamento especializado e apropriado.

Todo o cuidado prestado ao paciente e seus familiares pelos profissionais de saúde que fazem parte de uma equipe de cuidados paliativos é baseado em conhecimento científico e técnico. Estes cuidados e suporte buscam proporcionar *vida* aos dias e trazer dignidade em tempos difíceis, independentemente do tempo que durar.

Obras que guiaram o texto e sugestões de leitura:

- ACOSTA, A. R.; VITALE, M. A. F. (Orgs.). *Família*: redes, laços e Políticas Públicas. São Paulo: Cortez, Instituto de Estudos Especiais – PUC/SP, 2005.
- CREMESP – CONSELHO REGIONAL DE MEDICINA. *Cuidado Paliativo*. São Paulo: Cremesp, 2008.
- WORLD HEALTH ORGANIZATION. Definition of Palliative Care. 2017. Disponível em: http://www.who.int/cancer/palliative/definition/en/. Acesso em: 15 set. 2023.
- FIGUEIREDO, M. G. M. C. A. *Cuidados paliativos no currículo de formação médica*: o ensino como lugar de comunidades de aprendizagem. Dissertação (Mestrado) – Universidade Federal de Itajubá, 2013.
- GAMONDI, C.; LARKIN, P.; PAYNE, S. Core competencies in palliative care: an EAPC white paper on palliative care education – Part 2. *European Journal of Palliative Care*, v. 20, n. 3, p. 140-145, 2013. Disponível em: https://www.semanticscholar.org/paper/Core-competencies-in-palliative-care%3A-an-EAPC-white-Gamondi-Larkin/19ae0cb-6f15fde949c2444abe2881083c334e92d. Acesso em: 20 set. 2023.
- SMITH, T. J.; TEMIN, S.; ALESI, E. R.; ABERNETHY, A. P.; BALBONI, T. A.; BASCH, E. M. *et al.* American Society of Clinical Oncology provisional clinical opinion: the integration of palliative care into standard oncology care. *J Clin Oncol*, v. 30, n. 8, p. 880-887, 2012.
- SIMONE II, C. B. Early palliative care and integration of palliative care models in modern oncology practices. *Ann Palliat Med*, v. 4, n. 3, p. 84-86, 2015.

- SAPORETTI, L. A. Espiritualidade em Cuidados Paliativos. *In*: CREMESP. *Cuidado Paliativo*. São Paulo: 2008.
- VOLTZ, R.; AKABAYASHI, A.; REESE, C.; OHI, G.; SASS, H. M. End-of-life decisions and advance directives in palliative care: a cross-cultural survey of patients and health-care professionals. *J Pain Sympt Manag*, v. 16, n. 3, p. 153-162, 1998.

Capítulo 23: É possível fazer o tratamento paliativo sem se afastar e em que momento devo me preocupar?

Martins Fideles dos Santos Neto e José Ikeda Neto

A lógica dos cuidados paliativos envolve uma abordagem centrada no paciente, que visa respeitar seus desejos e preferências, focando na promoção da dignidade e do bem-estar até o fim da vida. Os cuidados paliativos domiciliares são uma extensão dessa filosofia, proporcionando aos pacientes uma experiência de tratamento mais personalizada e individualizada. A permanência em casa, cercado por entes queridos e com o apoio de uma equipe de saúde dedicada, cria um ambiente propício para o alívio de sintomas, a gestão da dor e o suporte emocional, resultando em uma menor necessidade de recorrer a serviços de emergência ou internação hospitalar.

Os cuidados paliativos representam um componente fundamental do atendimento de saúde para pacientes com doenças graves e avançadas, com o objetivo de melhorar a qualidade de vida e proporcionar conforto físico, emocional e espiritual. Uma das questões mais significativas que surgem nesse contexto é a preferência de local de cuidados paliativos e de fim de vida, com muitos pacientes manifestando o desejo de receber esses cuidados em sua própria casa.

O desejo de viver os cuidados paliativos em casa é compreensível e envolve diversos fatores. Primeiramente, o ambiente familiar oferece uma sensação de segurança, familiaridade e conforto, que pode ser especialmente importante para pacientes que enfrentam o final da vida. Estar rodeado por seus entes queridos e seus pertences pode proporcionar uma sensação de tranquilidade e bem-estar durante esse período desafiador.

Além disso, receber cuidados paliativos em casa permite que os pacientes mantenham um certo grau de independência e autonomia em relação ao seu tratamento e rotina diária. Isso pode contribuir para uma maior sensação de controle sobre a própria vida, mesmo diante das circunstâncias difíceis.

Outro benefício importante é a personalização dos cuidados. Ao recebê-los em casa, a equipe de saúde pode adaptar o tratamento e o suporte de acordo com as necessidades específicas de cada paciente e de sua família. Esse enfoque personalizado pode resultar em um atendimento mais abrangente e atento aos detalhes, o que é essencial para enfrentar as complexidades físicas, emocionais e sociais que surgem durante os cuidados paliativos e no fim da vida.

Contudo, é importante reconhecer que a possibilidade de receber os cuidados paliativos em casa nem sempre é viável para todos os pacientes. Fatores como a gravidade da doença, a necessidade de monitoramento contínuo ou o acesso a recursos de suporte podem influenciar a decisão sobre o local de atendimento. Para alguns pacientes, hospitais especializados em cuidados paliativos ou unidades de *hospice* podem ser a melhor opção, pois oferecem uma estrutura mais adequada para lidar com necessidades específicas de tratamento e acompanhamento.

Dessa forma, é essencial que a decisão sobre o local de cuidados paliativos e de fim de vida seja uma escolha compartilhada, envolvendo o paciente, seus familiares e a equipe de saúde. O diálogo aberto e honesto é fundamental para compreender as preferências individuais do paciente e identificar as melhores opções disponíveis para proporcionar o máximo de qualidade de vida possível durante essa fase tão delicada.

Refletir sobre viver os cuidados paliativos em casa é uma experiência que inevitavelmente evoca uma série de sentimentos e emoções profundas e complexas. Para muitas pessoas, essa é uma questão complicada que traz à tona uma mistura de esperança, medo, vulnerabilidade e gratidão.

Em primeiro lugar, o pensamento de receber cuidados paliativos em casa pode despertar um sentimento de esperança e conforto. A ideia de permanecer em um ambiente familiar, cercado por entes queridos, pode trazer uma sensação de segurança e apoio emocional. Poder viver os últimos momentos da vida em casa pode representar uma oportunidade para criar memórias significativas com a família e amigos, compartilhando momentos especiais juntos.

No entanto, também é natural que sentimentos de medo e ansiedade surjam ao refletir sobre essa opção. O desconhecido, especialmente quando relacionado ao final da vida, pode ser assustador. Perguntas sobre o que esperar, como enfrentar a dor e como lidar com as dificuldades que possam aparecer são preocupações legítimas possíveis de surgir. É importante reconhecer que enfrentar o processo de cuidados paliativos em casa não é isento de desafios, e que o apoio emocional e profissional é fundamental para enfrentar essas questões.

A vulnerabilidade também pode emergir nesse momento. Confrontar a finitude da vida e depender do apoio de outras pessoas pode criar uma sensação de vulnerabilidade emocional e física. Muitos pacientes podem se sentir relutantes em expressar suas preocupações e necessidades, com medo de sobrecarregar seus entes queridos ou de ser um fardo para eles. É importante lembrar que a comunicação aberta e honesta é essencial para garantir que as necessidades do paciente sejam compreendidas e atendidas durante todo o processo.

Por outro lado, a reflexão sobre viver os cuidados paliativos em casa também pode evocar sentimentos de gratidão. A oportunidade de ter cuidados paliativos em um ambiente conhecido, cercado por pessoas queridas, pode ser vista como um presente valioso. O apoio dedicado da família, amigos e profissionais de saúde pode ser profundamente reconfortante e apreciado.

A decisão de optar por cuidados paliativos em casa é altamente pessoal e única para cada indivíduo. É importante que os pacientes e suas famílias sejam apoiados e respeitados em suas escolhas, e que sejam providos com todas as informações necessárias para tomar as decisões.

A Dinamarca possui um programa enriquecedor sobre este tema. A "Intervenção Domiciliar para Pacientes com Câncer" é um programa de terapia ocupacional adaptável, breve e personalizado para pessoas com câncer avançado que enfrentam dificuldades com suas atividades diárias em casa, o que pode reduzir sua qualidade de vida relacionada à saúde. O objetivo da intervenção é melhorar o desempenho e a participação dos pacientes em suas atividades diárias prioritárias e, consequentemente, aumentar sua qualidade de vida.

A intervenção é realizada por seis terapeutas ocupacionais de intervenção e consiste em até três visitas domiciliares com duração de no máximo 120 minutos, além de um a três contatos telefônicos estabelecidos após a primeira visita domiciliar que servem para reforçar o uso da estratégia de intervenção e resolver quaisquer problemas que possam surgir nesse meio-tempo. A intervenção é baseada em seis componentes de intervenção que são adaptáveis e fundamentados nas necessidades individuais e na história de vida do paciente. São eles:

- Entrevista inicial para identificar problemas de atividades cotidianas prioritárias no ambiente doméstico do participante: o terapeuta e o participante elaboram juntos um plano de intervenção, selecionando quais dos cinco componentes opcionais devem ser incluídos, adaptando a intervenção às necessidades do participante com suas atividades cotidianas prioritárias.

- Priorização de recursos, energia e atividades: instrução do participante em técnicas de conservação de energia, conversa sobre tempo para descansar durante o dia e delegação de atividades para membros da família ou outras pessoas, por exemplo, para que os participantes possam realizar e participar de suas atividades cotidianas prioritárias.

- Adaptação de atividades: instrução do participante sobre como realizar atividades cotidianas prioritárias de maneiras alternativas de acordo com o gerenciamento de sintomas, por exemplo, trabalhando em posição sentada em vez de em pé, dividindo tarefas em ações, reordenando-as e pedindo assistência.

- Adaptação de postura e posicionamento sentado: instrução do participante e prática de posicionamento sentado e ergonomia ao realizar suas atividades cotidianas prioritárias, por exemplo, técnicas de levantamento, como obter uma boa posição sentada/em pé durante a atividade e como obter uma boa posição de descanso na cama ou em outros lugares.

- Fornecimento de tecnologia assistiva: seleção de dispositivos assistivos para os participantes e instrução e prática no uso deles ao realizar atividades cotidianas prioritárias, por exemplo, dispositivos de mobilidade, dispositivos para jardinagem, dispositivos para manuseio de objetos frios.

- Modificação do ambiente físico da casa: fornecimento de segurança domiciliar e modificação domiciliar, por exemplo, rearranjo de móveis ou instalação de corrimãos e garantia de segurança domiciliar.

De modo geral, alguns estudos sobre o programa dinamarquês indicaram que, embora alguns pacientes tenham relatado que o tempo e frequência das intervenções não tenham sido suficientes para suas demandas, de modo geral a intervenção domiciliar foi bem recebida pelos participantes e suas famílias, e a maioria relatou uma melhora na qualidade de vida e na capacidade de realizar atividades diárias.

Em conclusão, refletir sobre viver os cuidados paliativos em casa é uma jornada emocionalmente complexa, repleta de sentimentos diversos. Esperança, medo, vulnerabilidade e gratidão podem emergir ao pensar sobre essa opção. A importância do apoio emocional e do diálogo aberto não pode ser subestimada, pois é essencial para enfrentar as emoções que surgem e para garantir que as decisões tomadas estejam alinhadas com as necessidades e desejos individuais do paciente. O objetivo final é proporcionar conforto e dignidade durante esse momento significativo da vida.

Obras que guiaram o texto e sugestões de leitura:

- BEASLEY, Amy *et al.* Models of non-hospice palliative care: a review. *Ann Palliat Med*, v. 8, n. supl. 1, p. S15-S21, 2019.
- SOARES, Márcio. Cuidando da família de pacientes em situação de terminalidade internados na unidade de terapia intensiva. Revista Brasileira de Terapia Intensiva, v. 19, n. 4, 2007. Disponível em: https://www.scielo.br/j/rbti/a/PNnrYqqQ5YZdt9F5V7ww6Rd/. Acesso em: 12 nov. 2008.

- DUARTE, Itala Villaça; FERNANDES, Krícia Frogeri; DE FREITAS, Suellen Cristo. Cuidados paliativos domiciliares: considerações sobre o papel do cuidador familiar. *Revista da Sociedade Brasileira de Psicologia Hospitalar*, v. 16, n. 2, p. 73-88, 2013.
- GOMES, Barbara *et al*. Effectiveness and cost effectiveness of home palliative care services for adults with advanced illness and their caregivers. *Cochrane Database of Systematic Reviews*, n. 6, 2013.
- MENDES, Juliana Alcaires; LUSTOSA, Maria Alice; ANDRADE, Maria Clara Mello. Paciente terminal, família e equipe de saúde. *Revista da Sociedade Brasileira de Psicologia Hospitalar*, v. 12, n. 1, p. 151-173, 2009.
- NORDLY, Mie *et al*. Home-based specialized palliative care in patients with advanced cancer: a systematic review. *Palliative & supportive care*, v. 14, n. 6, p. 713-724, 2016.
- SIMÃO, Vilma Margarete; MIOTO, Regina Celia Tamaso. O cuidado paliativo e domiciliar em países da América Latina. *Saúde em debate*, v. 40, p. 156-169, 2016.
- SILVA, Alexandre Ernesto *et al*. Cuidados paliativos domiciliares: revisão integrativa. *Ciência, Cuidado e Saúde*, v. 18, n. 3, 2019.
- SHIRAISHI, Takeya. At-home palliative care supported by interprofessional work. *Yakugaku Zasshi:* Journal of the Pharmaceutical Society of Japan, v. 140, n. 7, p. 851-858, 2020.

Capítulo 24: Sinais e sintomas do processo do câncer incurável e como preveni-los estando em casa

Martins Fideles dos Santos Neto e José Ikeda Neto

O câncer incurável é uma condição desafiadora e delicada, tanto para o paciente quanto para seus familiares. À medida que a doença avança, podem surgir diversos sinais e sintomas que requerem atenção e cuidado especializado. No entanto, em algumas situações, é possível que o paciente esteja em casa, sem os cuidados imediatos de especialistas. Nesse contexto, é importante conhecer os sinais mais comuns do processo do câncer incurável e como preveni-los da melhor forma possível.

Um dos sinais importantes que podem surgir é o *delirium*, caracterizado por alterações agudas do estado mental, confusão, desorientação, alucinações e agitação. É crucial estar atento a esse sintoma, pois pode indicar uma piora no quadro de saúde do paciente. Para prevenir o *delirium*, é recomendado criar um ambiente tranquilo, minimizando barulhos e estímulos excessivos, além de garantir uma rotina confortável e estável para o paciente.

A dor é outro sintoma comum no câncer incurável, e sua intensidade e localização podem variar. É importante fornecer opioides conforme a prescrição médica e garantir que o paciente esteja sempre confortável e livre de dor. Além disso, o suporte emocional é fundamental nesse momento, pois a dor pode afetar negativamente o bem-estar psicológico do paciente.

A dispneia, ou falta de ar, também pode se manifestar em pacientes com câncer avançado. Para preveni-la, é recomendado que o paciente descanse em uma posição mais elevada, evite atividades físicas extenuantes e utilize técnicas de respiração e relaxamento para aliviar o desconforto respiratório.

A anorexia, perda de apetite e consequente perda de peso, é um sintoma frequente em pacientes com câncer avançado. Para prevenir a anorexia, é importante oferecer refeições leves e frequentes, evitando alimentos pesados ou de difícil digestão. A hidratação adequada também é essencial para garantir o conforto do paciente.

Um dos principais sintomas que podem ser experimentados é a astenia, que se caracteriza por uma sensação constante de fadiga e falta de energia. Para prevenir e aliviar a astenia, é essencial incentivar o paciente a descansar adequadamente e a manter uma rotina equilibrada de atividade física, conforme a tolerância permitir. É importante também garantir uma dieta balanceada, rica em nutrientes, para fornecer a energia necessária ao corpo.

As náuseas e vômitos são outra questão comum no processo do câncer incurável. Para evitá-los, é recomendável evitar alimentos pesados, condimentados e gordurosos. Em vez disso, é preferível optar por refeições leves e frequentes ao longo do dia. A hidratação adequada também é fundamental para minimizar esses sintomas. Beber pequenas quantidades de água ou chá de gengibre pode ajudar a aliviar as náuseas.

A constipação é um problema que pode afetar a qualidade de vida do paciente com câncer incurável. Para prevenir esse desconforto, é importante incentivar uma dieta rica em fibras e líquidos. Frutas, verduras e cereais integrais são opções que podem auxiliar no bom funcionamento do sistema digestivo. Caso necessário, o uso de laxantes suaves pode ser considerado, sempre sob orientação médica.

A ansiedade e depressão são sintomas comuns que podem surgir nesse contexto, tanto no paciente quanto em seus familiares. É fundamental que o paciente seja acompanhado por uma equipe de profissionais de saúde, incluindo psicólogos ou psiquiatras, para oferecer suporte emocional adequado. Além disso, práticas como a meditação, yoga, ou mesmo a expressão criativa através da arte, podem ser úteis para ajudar a lidar com a ansiedade e a depressão.

Vale ressaltar que cada caso é único, e o acompanhamento médico é essencial para um tratamento personalizado e efetivo. A comunicação aberta entre o paciente, a família e a equipe de saúde são fundamentais para garantir que todas as preocupações e sintomas sejam adequadamente tratados.

Além desses sintomas, é importante estar atento a quaisquer mudanças repentinas no quadro de saúde do paciente. Em casos de dúvida ou preocupação, é fundamental entrar em contato com a equipe médica responsável pelo cuidado do paciente para obter orientações e suporte adequado.

Cuidar de um paciente com câncer incurável em casa pode ser desafiador, mas também é uma oportunidade de oferecer um ambiente familiar e acolhedor para o ente querido. O suporte emocional, a empatia e a compaixão são componentes fundamentais desse cuidado, garantindo que o paciente se sinta amado e respeitado em todos os momentos.

Ao optar pelos cuidados domiciliares, os pacientes podem evitar hospitalizações frequentes e, consequentemente, visitas indesejadas a departamentos de emergência. Isso ocorre porque a equipe de cuidados paliativos trabalha de forma proativa para controlar sintomas e complicações em casa, reduzindo a probabilidade de crises agudas e a necessidade de intervenções emergenciais. Esse cenário é especialmente benéfico para pacientes em estágios avançados de doenças crônicas ou incuráveis, que muitas vezes desejam passar seus últimos momentos em um ambiente familiar e acolhedor.

Além disso, a associação de cuidados domiciliares com menor visita em departamentos de emergência e internação também representa uma economia significativa de recursos do sistema de saúde. A redução das hospitalizações e visitas a emergências contribui para a otimização do uso de leitos hospitalares, diminuindo a sobrecarga do sistema de saúde e permitindo que recursos sejam alocados de forma mais eficiente.

No entanto, é importante destacar que a implementação bem-sucedida dos cuidados domiciliares requer uma equipe de profissionais de saúde bem treinada e capacitada, incluindo médicos, enfermeiros, assistentes sociais, psicólogos, farmacêuticos, musicoterapeutas, nutricionistas, odontólogos, fonoaudiólogos, terapeutas ocupacionais, fisioterapeutas e especialistas em cuidados paliativos. Além disso, é fundamental garantir uma comunicação eficiente entre os profissionais de saúde e a família do paciente, para que todos estejam cientes do plano de cuidados e das decisões tomadas.

O processo do câncer incurável pode trazer consigo diversos sinais e sintomas que exigem atenção e cuidados especiais. A prevenção e o manejo adequado desses sintomas em casa podem ser alcançados através de um ambiente tranquilo e confortável, medicamentos adequados, suporte emocional e comunicação aberta com a equipe médica. O objetivo é proporcionar ao paciente o máximo de qualidade de vida possível, mesmo em meio a essa fase desafiadora da doença. Ainda, a associação de cuidados domiciliares com menor visita a departamentos de emergência e internação é uma abordagem valiosa no contexto dos cuidados paliativos. Essa lógica centrada no paciente, em um ambiente familiar, proporciona maior conforto e bem-estar ao paciente, além de resultar em uma economia de recursos do sistema de saúde. A promoção dos cuidados domiciliares como uma opção acessível e eficaz é fundamental para garantir uma abordagem mais humanizada e personalizada no atendimento a pacientes com condições de saúde complexas e em estágios avançados.

Obras que guiaram o texto e sugestões de leitura:

- DUARTE, Itala Villaça; FERNANDES, Krícia Frogeri; DE FREITAS, Suellen Cristo. Cuidados paliativos domiciliares: considerações sobre o papel do cuidador familiar. *Revista da Sociedade Brasileira de Psicologia Hospitalar*, v. 16, n. 2, p. 73-88, 2013.
- CAPONERO, Ricardo. *A comunicação médico-paciente no tratamento oncológico:* um guia para profissionais de saúde, portadores de câncer e seus familiares. MG Editores: 2015.
- GOMES, Barbara *et al*. Effectiveness and cost effectiveness of home palliative care services for adults with advanced illness and their caregivers. *Cochrane Database of Systematic Reviews*, n. 6, 2013.

Capítulo 25: Como pensar em promoção da própria saúde estando em cuidados paliativos?

Martins Fideles dos Santos Neto

Os cuidados paliativos são uma abordagem especializada que visa melhorar a qualidade de vida de pacientes com doenças graves e incuráveis, aliviando sintomas, proporcionando suporte emocional e respeitando os desejos e preferências do paciente. Embora o foco principal seja proporcionar conforto e bem-estar durante essa fase delicada da vida, a promoção da própria saúde ainda é uma consideração importante, mesmo estando sob cuidados paliativos.

A promoção da própria saúde nos cuidados paliativos é buscar bem-estar físico, emocional e social; por esse motivo, a promoção da própria saúde durante os cuidados paliativos não se trata de buscar a cura da doença, mas, sim, de otimizar o bem-estar físico, emocional e espiritual dentro das circunstâncias existentes. Há várias maneiras pelas quais os pacientes podem pensar em promover sua própria saúde e qualidade de vida, mesmo em meio a uma condição médica complexa.

Em primeiro lugar, é essencial que o paciente esteja envolvido no seu próprio plano de cuidados. Participar ativamente das decisões sobre tratamentos, preferências de cuidados e metas de saúde pode oferecer um senso de controle e autonomia, o que é fundamental para o bem-estar psicológico.

A prática de autocuidado também é uma forma importante de promoção da própria saúde. Isso inclui adotar hábitos saudáveis, como uma dieta balanceada e adequada às necessidades individuais, atividade física adequada ao estado de saúde e descanso e sono suficientes. Cada pessoa é única, e é importante que os pacientes identifiquem quais práticas de autocuidado lhes proporcionam conforto e bem-estar.

Além disso, a promoção da própria saúde pode envolver o engajamento em atividades significativas e prazerosas. Isso pode incluir passar tempo com entes queridos, ter *hobbies* ou participar de atividades espirituais ou religiosas que tragam consolo e serenidade.

A comunicação aberta e honesta com a equipe de cuidados paliativos é fundamental para garantir que as necessidades e desejos do paciente sejam compreendidos e atendidos da melhor forma possível. É importante compartilhar preocupações, medos e expectativas, para que a equipe de saúde possa oferecer suporte adequado e personalizado.

Por fim, o apoio emocional também é um aspecto crucial da promoção da própria saúde em cuidados paliativos. Pacientes podem se beneficiar de ter um espaço para expressar suas emoções, seja com a equipe de saúde, amigos ou profissionais de apoio psicológico. O apoio de entes queridos e de grupos de suporte pode oferecer um suporte adicional nessa jornada.

Em conclusão, embora estar em cuidados paliativos signifique enfrentar uma fase avançada de uma doença, a promoção da própria saúde ainda pode ser considerada uma prioridade. Essa promoção não se trata de buscar a cura, mas, sim, de otimizar a qualidade de vida e bem-estar, valorizando a participação ativa do paciente em seu próprio cuidado, a prática de autocuidado, o engajamento em atividades significativas e o apoio emocional. A promoção da própria saúde é uma abordagem abrangente e humanizada para lidar com os desafios enfrentados durante os cuidados paliativos, visando proporcionar conforto, dignidade e bem-estar ao paciente.

Obras que guiaram o texto e sugestões de leitura:

- BAR-SELA, Gil et al. Training for awareness of one's own spirituality: a key factor in overcoming barriers to the provision of spiritual care to advanced cancer patients by doctors and nurses. *Palliative & supportive care*, v. 17, n. 3, p. 345-352, 2019.
- FREIRE, Maria Eliane Moreira et al. Qualidade de vida relacionada à saúde de pacientes com câncer em cuidados paliativos. *Texto & Contexto-Enfermagem*, v. 27, 2018.
- MONHO, Bruno Miguel Freire et al. A comunicação na promoção da dignidade em cuidados paliativos: desafios para a enfermagem. *Revista Baiana de Enfermagem*, v. 35, 2021.
- PESSALACIA, Juliana Dias Reis; ZOBOLI, Elma Lourdes Campos Pavone; RIBEIRO, Isabely Karoline. Equidade no acesso aos cuidados paliativos na atenção primária à saúde: uma reflexão teórica. *Revista de Enfermagem do Centro-Oeste Mineiro*, 2016.
- RODRIGUES, Dayse Maria de Vasconcelos; ABRAHÃO, Ana Lúcia; LIMA, Fernando Lopes Tavares de. Do começo ao fim, caminhos que segui: itinerações no cuidado paliativo oncológico. *Saúde em Debate*, v. 44, p. 349-361, 2020.

Capítulo 26: Atividades físicas nos cuidados paliativos: como as atividades físicas podem ajudar o paciente com câncer em cuidados paliativos?

Silvio Tadeu Fernandes Junior e
Martins Fideles dos Santos Neto

Estar em cuidados paliativos não significa abdicar completamente das atividades físicas e da promoção da própria saúde. Pelo contrário, a prática de atividades físicas adequadas e adaptadas à condição do paciente pode trazer benefícios significativos para a qualidade de vida, mesmo em meio a uma doença grave e incurável. Considerando as atividades físicas durante os cuidados paliativos, é essencial adotar uma abordagem individualizada e respeitosa, levando em conta a condição médica, preferências e limitações do paciente.

A prática de atividades físicas em cuidados paliativos pode trazer diversos benefícios, tanto físicos quanto emocionais. Entre os benefícios físicos, incluem-se o fortalecimento muscular, o aumento da flexibilidade e mobilidade, a melhora da circulação sanguínea e a redução de dores e desconfortos. Além disso, a atividade física pode contribuir para o combate à fadiga e para a manutenção de um peso adequado.

No aspecto emocional, a prática de atividades físicas pode aumentar a sensação de bem-estar, a autoestima e a confiança do paciente. A realização de exercícios também pode proporcionar um senso de controle e autonomia, sendo uma forma de se conectar consigo mesmo e com o próprio corpo, mesmo em meio a uma condição de saúde desafiadora.

Assim, a atividade física é uma das ferramentas para promover a qualidade de vida dos pacientes com câncer em cuidados paliativos. Ela pode ajudar a aliviar os sintomas associados ao câncer e aos tratamentos, reduzir o estresse e a ansiedade, melhorar a função física e a independência, e aumentar o bem-estar emocional e social. Além disso, a atividade física pode ser adaptada às necessidades e limitações individuais dos pacientes, tornando-a uma opção viável e eficaz para promover o cuidado paliativo.

As atividades físicas podem trazer muitos benefícios para pacientes com câncer em cuidados paliativos. Embora possa ser difícil para alguns pacientes com câncer realizar atividades físicas devido à fadiga, dor ou outros sintomas, é importante que eles tentem se manter ativos e se envolver em exercícios físicos de acordo com as recomendações de seu médico.

É importante notar que a atividade física em cuidados paliativos deve ser abordada de forma individualizada e respeitar as peculiaridades de cada paciente. Por exemplo, alguns pacientes podem precisar de supervisão ou modificações na atividade física devido a condições médicas preexistentes, como doenças cardíacas ou respiratórias. Além disso, deve-se atender ao nível de atividade física apropriado para cada paciente e que pode depender de fatores como idade, estado de saúde geral e preferências pessoais.

As fases do cuidado paliativo podem influenciar a forma como a atividade física é aplicada. Na fase inicial, quando o foco está na prevenção e controle de sintomas, a atividade física pode ser utilizada como uma estratégia complementar ao tratamento para ajudar a aliviar a fadiga, a dor e a insônia. Na fase intermediária, quando o paciente pode estar enfrentando mais sintomas e limitações físicas, a atividade física pode ser adaptada para se adequar às capacidades do paciente e ajudá-lo a manter a independência e a funcionalidade. Na fase final, quando o foco está na melhoria da qualidade de vida e no cuidado paliativo mais intensivo, a atividade física pode ser usada para ajudar o paciente a se sentir mais confortável e engajado em sua vida diária.

Atividades físicas de baixo impacto, como caminhadas leves, alongamentos, yoga, *Tai Chi Chuan* e hidroginástica podem ser opções apropriadas para muitos pacientes em cuidados paliativos. Essas atividades promovem o movimento do corpo de forma suave e gradual, evitando sobrecargas e lesões. A supervisão de profissionais de saúde e de educação física especializados em cuidados paliativos pode ser útil para garantir a segurança e eficácia das atividades físicas.

É importante lembrar que o objetivo das atividades físicas em cuidados paliativos não é atingir metas de condicionamento físico ou competições, mas promover o bem-estar geral e melhorar a qualidade de vida do paciente. As atividades devem ser realizadas em um ambiente acolhedor e seguro, respeitando os limites e desejos do paciente.

Vários estudos têm demonstrado os benefícios da atividade física em pacientes com câncer em cuidados paliativos. Uma revisão sistemática realizada por Carayol *et al*. (2019) concluiu que a atividade física pode reduzir a fadiga, melhorar a função física e emocional, e aumentar a qualidade de vida dos pacientes em cuidados paliativos.

Pode-se observar benefícios em pacientes que realizam exercícios físicos durante seu tratamento, como: melhora da funcionalidade, dos sintomas, da autonomia e da qualidade de vida destes pacientes.

BENEFÍCIOS DO EXERCÍCIO FÍSICO	
Melhora da funcionalidade	A atividade física pode ajudar a fortalecer os músculos e melhorar a resistência, o que pode ajudar os pacientes a se movimentarem com mais facilidade e conforto. Pacientes com câncer podem experimentar problemas de equilíbrio e coordenação devido à doença ou a tratamentos, mas a atividade física pode ajudar a melhorar essas habilidades.
Melhora dos sintomas	Uma das maneiras pelas quais a atividade física pode ajudar pacientes com câncer em cuidados paliativos é aumentando a resistência física. Quando as pessoas são diagnosticadas com câncer, muitas vezes passam por tratamentos intensos, como quimioterapia ou radioterapia, que podem causar fadiga e fraqueza. A atividade física pode ajudar a combater esses sintomas, fortalecendo os músculos e aumentando a resistência física.

Melhora da autonomia

A autonomia refere-se à capacidade de uma pessoa de realizar atividades diárias por conta própria, sem depender de outras pessoas. Os pacientes com câncer em cuidados paliativos podem ter sua autonomia comprometida devido aos sintomas da doença, como fadiga, dor ou fraqueza muscular. A atividade física pode ajudar a melhorar a força muscular e a resistência física, permitindo que os pacientes realizem tarefas diárias com mais facilidade e independência. Vale ressaltar que a melhora da autonomia através da atividade física também pode ter um impacto positivo na saúde mental dos pacientes com câncer em cuidados paliativos.

Quando os pacientes conseguem realizar tarefas diárias com mais facilidade e independência, isso pode ajudar a aumentar a autoestima e a autoconfiança, além de reduzir os níveis de estresse e ansiedade. No entanto, é importante lembrar que cada paciente é único e pode ter limitações físicas diferentes. Por isso, é fundamental que os pacientes trabalhem em conjunto com seus médicos, fisioterapeutas e profissionais de educação física para desenvolver um programa de atividade física que seja seguro e apropriado para suas necessidades individuais.

A ESPIRITUALIDADE
E A REALIDADE
DO CÂNCER

Capítulo 27: Espiritualidade e a doença crônica que ameaça a continuidade da vida: a experiência do Capelão no maior hospital oncológico da América Latina

*Tulio Aparecido Gambarato,
Martins Fideles dos Santos Neto e Antonio Boeing*

O câncer pode ter um impacto significativo no bem-estar psicológico e emocional do paciente. O diagnóstico de câncer geralmente desencadeia uma série de reações emocionais, que podem ser intensas e persistentes ao longo do tratamento e afetar a qualidade de vida e o funcionamento geral do paciente. Alguns dos principais impactos psicológicos que o câncer pode ter no paciente:

- Ansiedade e medo: o diagnóstico de câncer pode desencadear uma sensação de medo e ansiedade em relação ao futuro, à progressão da doença, aos efeitos colaterais do tratamento e às incertezas em relação à vida e à morte.

- Depressão: é comum em pacientes com câncer devido ao estresse emocional, às mudanças na imagem corporal, à interferência na vida cotidiana e à preocupação com o prognóstico. A depressão pode afetar negativamente o humor, o apetite, o sono e a motivação.

- Estresse e tensão: o câncer e seu tratamento podem causar estresse físico e emocional significativo. O estresse prolongado pode levar à exaustão, dificuldades de concentração, irritabilidade e problemas de sono.

- Mudanças na imagem corporal e autoestima: as alterações físicas decorrentes do câncer, como perda de cabelo, cicatrizes ou alterações na aparência, podem afetar a autoestima e a imagem corporal do paciente. Isso pode gerar sentimentos de vergonha, insegurança e isolamento social.

- Luto e perda: o câncer pode envolver perdas significativas, como perda da saúde, de papéis sociais, de independência ou até mesmo de entes queridos que enfrentaram a doença. Essas perdas podem desencadear sentimentos de tristeza, luto e dificuldade em lidar com as mudanças.

- Problemas de relacionamento: o câncer pode afetar os relacionamentos familiares, de amizade ou românticos. O paciente pode experimentar dificuldades de comunicação, desafios emocionais e mudanças na dinâmica dos relacionamentos.

É importante destacar que cada pessoa vivencia o impacto psicológico do câncer de maneira única. Alguns pacientes podem demonstrar resiliência e habilidades de enfrentamento eficazes, enquanto outros podem precisar de suporte adicional, como aconselhamento psicológico, terapia de apoio ou grupos de suporte para lidar com os aspectos emocionais do câncer. Contudo, mesmo com as múltiplas abordagens de apoio, a espiritualidade tem se reafirmando como uma dimensão importante do indivíduo com doenças que ameaçam a continuidade da vida.

A espiritualidade é uma dimensão profunda da existência humana, que vai além das fronteiras físicas e materiais do mundo. É a busca por um significado mais elevado, uma conexão com algo transcendente e uma compreensão mais profunda da vida e de si mesmo. A espiritualidade não se limita a uma prática religiosa específica, mas abrange uma ampla gama de experiências e perspectivas individuais. Ela envolve uma jornada interna de autoconhecimento, reflexão e crescimento pessoal, buscando um sentido de propósito e harmonia com o universo.

Na espiritualidade, a conexão com algo maior pode ser encontrada em diversas formas, como a natureza, o divino, o sagrado, o eu interior ou até mesmo em relacionamentos interpessoais. É um despertar para uma consciência expandida, para uma compreensão de que somos parte de um todo maior e interconectado.

A prática espiritual pode incluir meditação, contemplação, oração, rituais, estudo de textos sagrados, busca de sabedoria e o cultivo de valores como compaixão, amor, gratidão e aceitação. Essas práticas ajudam a cultivar uma mente tranquila, uma conexão profunda consigo mesmo e uma consciência expandida. A espiritualidade não busca respostas definitivas, mas estimula a busca contínua por compreensão, crescimento e transformação. Ela nos convida a explorar as questões mais profundas da vida, como a natureza da existência, o propósito da vida e o significado da nossa própria jornada.

A espiritualidade é uma busca individual e pessoal, e cada pessoa pode encontrar seu caminho único para explorar essa dimensão. É um convite para olhar além das aparências e mergulhar na essência mais profunda de quem somos e da realidade que nos cerca. A espiritualidade desempenha um papel relevante na área da saúde, impactando tanto os pacientes quanto os profissionais de saúde de várias maneiras. Ela reconhece a importância da dimensão espiritual na saúde e no bem-estar, integrando-a aos cuidados médicos e promovendo uma abordagem mais holística.

Para os pacientes, a espiritualidade pode ter um impacto positivo na saúde física, emocional e mental. Estudos têm demonstrado que indivíduos espiritualmente engajados têm maior resiliência, enfrentam melhor o estresse e podem ter uma recuperação mais rápida de doenças. A espiritualidade também está associada a uma melhor qualidade de vida, menor incidência de depressão e ansiedade, e maior capacidade de lidar com doenças crônicas.

Quando uma pessoa está enfrentando uma doença, seja física ou mental, é comum experimentar medo, ansiedade, tristeza e uma sensação de desconexão. Nesse momento, a espiritualidade pode desempenhar um papel importante ao oferecer consolo, conforto e uma sensação de apoio espiritual.

A espiritualidade pode ajudar a pessoa doente a encontrar um significado mais profundo em sua condição, permitindo uma reflexão sobre as questões existenciais e a compreensão de que a doença faz parte da jornada da vida. Ela pode oferecer uma perspectiva mais ampla, lembrando que há mais do que apenas o aspecto físico da doença, e ajudando a pessoa a encontrar forças internas para enfrentar os desafios.

Além disso, a espiritualidade pode fornecer um senso de comunidade e apoio social. Através de encontros religiosos, grupos de apoio espiritual ou comunidades espirituais, o enfermo pode encontrar um espaço onde se sinta compreendido, acolhido e conectado com outros indivíduos que compartilham valores e crenças semelhantes. Essa conexão pode trazer um sentimento de pertencimento, esperança e inspiração.

Para pensar em uma abordagem mais prática, vamos refletir sobre casos práticos em que aspectos da espiritualidade foram encontrados na realidade do capelão, no Hospital de Amor Barretos.

Os casos apresentados foram organizados em uma estrutura narrativa, na qual o capelão se expressa na primeira pessoa, frente a situações de vivências da espiritualidade nos aspectos "perdão" e "sentido da vida".

Caso 1

Existem vários aspectos em que um estudo de caso pode promover reflexão ao considerar espiritualidade no contexto de doenças graves, aspectos estes como enfrentamento da doença, senso de comunidade e estilo de vida, perdão, entre outros. A partir do próximo parágrafo, já se pode considerar a fala de um capelão no contexto espacial do presente estudo.

A espiritualidade vinculada ao tratamento de saúde tem uma grande busca, principalmente porque é o momento propício para uma revisão da própria vida e, com isso, fazer o contato com situações que poderiam ter sido enfrentadas de maneira diferente. É interessante que o perdão é um dos movimentos que mais acontecem, pois, na sensibilidade causada pela dor, o enfermo diante da morte que se mostra mais próxima, acessa muitas coisas do passado, considerando-as pequenas e, com isso, busca os próprios familiares para pedir perdão, ou até mesmo perdoar.

Tenho a lembrança de um caso de um homem de uns 45 anos que estava na UTI oncológica, e a equipe já havia dito que ele não teria tratamento. Ainda foi informado que faria a passagem dentro de horas, extrapolando, no máximo, um ou dois dias. Porém, passada mais de uma semana, o paciente seguia ruim e nada acontecia. A equipe, com muito cuidado, tendo a ciência de que em algumas situações a própria pessoa fica presa emocionalmente, chamou a família e perguntou se teria algo que pudesse estar segurando o paciente, alguém de quem ele não havia se despedido. A mãe disse que, há muito tempo, ele havia rompido com o irmão e que somente este irmão não tinha vindo, por não tê-lo perdoado. A equipe pediu a autorização para falar com o irmão, afirmando que se tinha algo que pudesse estar prendendo o enfermo aqui seria ele e perguntou se ele não poderia vir e dar o perdão ao irmão para que este pudesse fazer a passagem.

O irmão era de outro estado; pegou o primeiro voo e veio. Ao chegar na UTI, entrou chorando alta e dolorosamente e se deitou sobre o peito do enfermo. Ainda aos prantos, dizia que o amava e que o perdoava; e também pedia perdão. Foi um momento muito comovente para a equipe e, ao sair do quarto, o paciente que estava em evolução ao óbito há mais de dez dias faleceu em 15 minutos. Foi um fato muito marcante, pois a falta do perdão estava o segurando aqui.

Caso 2

Uma outra história se deu quando eu atendia um paciente (enquanto capelão): ele chorava e dizia que o nome do câncer dele tinha o nome de seu irmão. Eu achei estranho, mas ele me explicou que, há muito tempo, o irmão tinha entrado na casa dele e roubado todos os seus pertences; por fim foi descoberto e, depois disso, ele passou a nutrir um ódio mortal do irmão. Diante de tanto ódio, ficou doente com câncer. Ele me procurava porque precisava perdoar o irmão para poder ser curado e tinha certeza de que o seu câncer estava vinculado a isso. Foi um atendimento muito comovente. Em oração, ele pediu perdão a Deus na confissão e se determinou a perdoar o irmão, pois não queria sentir nenhum sentimento que pudesse adoecê-lo. Passado um tempo, ele retornou dizendo que estava de alta do seu tratamento, pois estava curado.

Reflexão dos casos 1 e 2: a relação entre o perdão e a espiritualidade é profunda e significativa. A espiritualidade muitas vezes enfatiza a importância do perdão como um caminho para a cura emocional, a paz interior e o crescimento espiritual. O perdão envolve a liberação de ressentimentos, mágoas e a decisão consciente de deixar de lado a raiva e o desejo de vingança. Na espiritualidade, o perdão é visto como um ato de compaixão, amor incondicional e compreensão, tanto para com os outros quanto para consigo. Ele permite que a pessoa se liberte do peso emocional negativo, abrindo espaço para a cura, o crescimento pessoal e a busca de um estado de harmonia interior. O perdão também está ligado à conexão com uma força maior, permitindo que a pessoa se alinhe com princípios espirituais de compaixão, empatia e aceitação. Ao praticar o perdão, os indivíduos podem experimentar um sentido de libertação, paz e uma maior conexão com o seu eu espiritual, promovendo uma jornada de crescimento e transformação.

Caso 3

A espiritualidade tem um grande potencial de ajudar a dar sentido aos momentos da vida. Uma das sensações negativas é viver algo que não tem sentido. O acompanhamento espiritual ajuda o enfermo a ressignificar esses seus momentos e, ao lhe atribuir um significado, um sentido, aquilo passa a ter outra configuração e impacta o enfrentamento das mais diversas situações.

Um paciente que eu acompanhava já há um tempo sempre seguia com muitas orações e era participativo dos momentos de oração no coletivo. Jovem, tinha um tumor cerebral, e me procurou. Ele dizia que sabia por que estava com câncer. Eu achei muito estranho, pois a maioria das pessoas sempre questionava o porquê de estar com a doença. Então ele começou a me explicar que Deus havia dado a ele o câncer para que pudesse unir sua família.

Disse-me que, logo que nasceu, seus pais se separaram e tinham brigas constantes, por isso nunca tivera um Natal e um Ano-Novo em família com os dois juntos. Ele me contava isso aos prantos. Após o câncer, ali em Barretos, ele teve, aos 28 anos de idade, o primeiro Natal e Ano-Novo com a família reunida, pois todos os familiares vieram da cidade deles para Barretos e aqui fizeram a ceia de Natal numa chácara. Ali, ele trazia uma alegria nunca vivida, e que só estava sendo possível devido à enfermidade. Ele deu um sentido ao sofrimento que estava enfrentando, como uma missão de unir a família e, a partir do momento que ele a assumiu, passou pelo tratamento sem reclamar, com mais disposição, pois tinha um significado, um sentido para ele.

Caso 4

Podemos falar também do sentido para o morrer. A espiritualidade faz acreditar em algo que vai além do físico. Uma vez fui chamado por duas filhas desesperadas, pois a sua mãe estava partindo. Fui às pressas ao CIA (Centro de Intercorrência Ambulatorial). Ao chegar lá, eu me vi também um pouco agitado e, ao cumprimentar a paciente, ela retrucou com um sorriso muito sereno. Fiquei um pouco encabulado, pois eu fui com a sensação de que ela estaria angustiada e em sofrimento, como muitos que atendi naquele tipo de circunstância; mas a situação era totalmente diferente. Diante do fato, perguntei se ela tinha consciência do que estava vivendo, ao que ela me respondeu, com um sorriso, que estava partindo. E completou: "Padre, eu estou indo para junto do Pai, mas estou bem, pois me preparei para este momento." A partir de então, eu também me tranquilizei e a convidei para juntos fazermos uma oração, ao que ela obedeceu. Em todo o momento ela estava entregue à experiência, sem resistência ou preocupação. No final, perguntei se precisava de algo a mais que eu pudesse fazer naquele instante, e ela pediu: "Só reze pela minha alma." Então me despedi e fiquei muito feliz de ver o quanto aquele instante estava sendo tão sereno, pois ela tinha uma fé que dava sentido para o morrer, onde ela estava esperando o Céu, estar perto de Deus.

Caso 5

Isso me fez até lembrar de um caso de uma paciente que estava vivendo o mesmo momento, mas com uma angústia muito grande, pois ela olhava para o que estava perdendo. Ela verbalizava a preocupação com seus filhos e esposo e, ao mesmo tempo, se afastar da vida, sempre com uma lamentação. E ela estava bem próxima de partir. Diante de todo o acolhimento que fiz, para mim ficou perceptível que ela ainda estava angustiada. Daí eu perguntei se ela tinha consciência de que iria para o Céu junto de Deus. Ela me respondeu com um olhar triste que sim. Eu continuei: "Eu posso te fazer um pedido?" E ela me lançou um olhar de estranheza, mas respondeu que sim. Então eu disse: "Quando estiver junto de Nossa Senhora, dê um abraço nela por mim." Naquele momento, ela abriu um sorriso e ainda disse: "Padre, só o senhor para me fazer sorrir nesse momento." Mas eu percebi que aquilo a tranquilizou, pois, com aquela fala, eu pude mostrar o que ela iria vivenciar de novo. Eu desviei o olhar dela para as coisas que estava perdendo e a ajudei a olhar para o novo que iria ganhar. Acredita que, depois que ela partiu, a irmã me disse que ela ficou muito feliz com o que eu disse sobre Nossa Senhora e que ela não iria ficar mais angustiada? Lógico que isso só foi possível pelo fato de a paciente ter espiritualidade e religiosidade.

Caso 6

Contudo, nem todas as histórias têm final feliz. Lembro-me de uma paciente a quem fui chamado a visitar na UTI. Ela havia chegado fazia dois dias e fora direto para a UTI diante da gravidade do seu caso. Quando cheguei para atendê-la, ela disse que queria se confessar. E foi uma das confissões mais tristes que atendi, pois ela estava com tanto medo de morrer porque tinha percebido que não tinha vivido o que era o certo. Ela não havia sido caridosa, não tratava bem o marido e os filhos. Seu olhar sempre esteve voltado para salões de beleza, festas e roupas. Ela dizia que tinha mais de 100 pares de sapato e que sua vida fora vazia, e que naquele momento ela estava tendo consciência disso, e que não podia morrer, pois agora entendia o que era importante na vida. Então ela pediu para que eu rezasse a Deus para dar-lhe uma oportunidade. Naquele momento, acolhi o desespero dela, tentei tranquilizá-la, e fizemos a oração com bastante fé. Eu saí daquele quarto sugado. Lembro que, ao terminar o atendimento, eu fui direto para casa, pois muita energia minha fora drenada. Lembro-me de, no carro, falar com Deus. Senhor, dê uma nova chance a ela, ela se converteu, ela vai ser transformada. E dentro de mim havia uma certeza de que ela melhoraria, e que viveria uma nova vida, aquela família seria transformada pelo câncer, e todos poderiam viver talvez o que nunca foi vivido. No outro dia, fui à UTI para poder ver como ela estava. Porém, ao chegar lá, ela já tinha falecido. Saí da UTI tão triste, porque criei uma expectativa tão grande da cura, mas ela não teve o tempo que precisava para viver a nova etapa. Ao mesmo tempo me tranquilizei, pensando que, pelo menos no último momento, ela viveu a conversão. Nem sempre temos o tempo para mudar o que precisa ser mudado. A enfermidade muda as pessoas, mas não precisamos da enfermidade para viver a grande transformação.

Reflexão dos casos 3 a 6: a enfermidade é um momento que faz a pessoa parar a vida e isso por si só já leva a uma reflexão sobre o existir. Quando falamos do câncer, existe ainda uma intensidade muito maior, pois nele está envolvida a realidade de uma doença que pode levar à morte. Diante dessa realidade, muitas pessoas têm na religiosidade e na espiritualidade duas fontes de força para enfrentar este momento. Um processo natural que se tem é a busca do sagrado. Em um primeiro momento, existe uma busca desesperada pela cura, na qual o paciente procura em todos os lugares opções para se curar. Depois, ele passa para a segunda etapa, na qual irá compreender tudo o que estava muito forte em sua mente, enquanto pensamentos e emoções, e passa a entender que terá que passar por aquilo, mas que tem um Deus que pode fazer algo por ele. Juntamente com isso, inicia-se um processo de transformação. Eu chamo por esse nome porque o paciente percebe que existem muitas coisas que precisam melhorar no seu agir, e começa a enxergar o quê. E a cura acontece. Eu brinco com os pacientes que eles não podem passar pelo câncer e buscar em Deus só a cura, mas que estão tendo a grande oportunidade de se transformarem, que era o que Deus estava esperando deles. Esse processo de transformação envolve a vivência da espiritualidade, a busca de viver o que ainda não foi vivido. É muito interessante que o meu atendimento envolva não só aos pacientes, mas também aos acompanhantes, e por vezes escuto familiares dizendo o quanto o paciente mudou depois do câncer. O próprio paciente relata isso. Passou a ser mais família, era nervoso e se tornou mais tranquilo. Quis viver mais o prazer da vida com viagens, coisas que não se permitia etc.

A espiritualidade desempenha um papel fundamental na busca e no cultivo do sentido da vida. Ela envolve a exploração de questões existenciais e transcendentais, como o propósito da existência, o significado da vida e a conexão com algo maior do que nós mesmos. A espiritualidade fornece um caminho para explorar e encontrar respostas pessoais a essas questões profundas, gerando um senso de propósito, direção e significado. Ela proporciona um espaço para a reflexão, a busca interior e a conexão com valores e princípios que transcendem as preocupações mundanas. Ao se engajar na espiritualidade, as pessoas podem descobrir um senso mais profundo de identidade e direcionamento, bem como uma compreensão mais ampla das interconexões entre todos os seres e a natureza. Essa busca pelo sentido da vida através da espiritualidade pode trazer consolo, inspiração e um senso de pertencimento ao indivíduo, ajudando a encontrar um propósito maior e a viver uma vida mais significativa e gratificante.

A espiritualidade desempenha um papel fundamental nos momentos difíceis da vida, trazendo apoio emocional, significado, esperança e uma perspectiva mais ampla. Ela nos convida a buscar uma conexão mais profunda com nós mesmos, os outros e algo maior, permitindo-nos enfrentar as adversidades com maior equilíbrio, resiliência e confiança.

Este trabalho possibilitou a reflexão do papel da espiritualidade no aspecto oncológico de indivíduos, entendo que existe potencial em atingir melhores *status* de qualidade de vida e enfrentamento da doença.

Obras que guiaram o texto e sugestões de leitura:

- BOFF, L. *Espiritualidade*: um caminho de transformação. Sextante, 2001.
- CERVELIN, A. F.; KRUSE, M. H. L. J. E. A. N. Espiritualidade e religiosidade nos cuidados paliativos: conhecer para governar. v. 18, p. 136-142, 2014. ISSN 1414-8145.
- DA SILVA THIENGO, Priscila Cristina et al. Espiritualidade e religiosio. GUIMARÃES, Hélio Penna; AVEZUM, Álvaro. O impacto da espiritualidade na saúde física. Ar chives of Clinical Psychiatry (São Paulo), v. 34, p. 88-94, 2007.

EU SOU O ACOMPANHANTE DO PACIENTE COM CÂNCER

Capítulo 28: Meu ente querido tem câncer, o que devo saber?

Eduardo Guirado Campoi e Henrique Guirado Campoi

Os pacientes submetidos ao tratamento oncológico poderão apresentar alguns efeitos colaterais ao longo desse processo e é importante que o cuidador se atente aos sinais e sintomas apresentados. Toda e qualquer alteração aparente deve ser anotada para que posteriormente seja mencionada ao médico, que irá analisar se estão dentro do esperado. O monitoramento diário dos sintomas serve para compreender como o paciente está reagindo ao tratamento oncológico e, também, o quanto esses efeitos colaterais estão presentes em sua rotina, já que isso vai afetar diretamente a sua qualidade de vida. A seguir serão mencionados alguns sinais e sintomas para que você possa identificá-los:

- Sinais: refere-se àquilo que você consegue observar e notar em uma outra pessoa, que se torna visível. Por isso, observar os sinais no corpo do paciente é algo a ser realizado rotineiramente, para verificar se está tudo bem. Alguns exemplos de sinais em pacientes em tratamento oncológico são: feridas mal cicatrizadas, nódulos, sangramento, edemas, entre outros.
- Sintomas: uma sensação referida pelo paciente, algo que não pode ser observado, mas que é sentido por ele. Por isso, deve-se perguntar ao

paciente de forma frequente como ele se sente. Exemplos de sintomas: náuseas e vômitos, dispneia (falta de ar), fraqueza, constipação, ansiedade, depressão, dor, entre outros.

Além disso, o controle da dor pode ser realizado pela pessoa que está cuidando do paciente. A Escala Visual Analógica (EVA) é uma escala simples que auxilia na aferição da dor. Ela possui pontuação de 0 a 10, sendo que 0 significa ausência de dor e 10, o nível máximo de dor que o paciente possa suportar. Dessa forma, o cuidador consegue realizar o monitoramento.

Independência funcional do paciente

Durante o período de tratamento, o paciente pode apresentar dificuldades para realizar atividades diárias básicas como, por exemplo, alimentar-se, tomar banho e vestir-se. Caso ele não seja capaz de realizar suas atividades, é necessário que o cuidador o auxilie, para que o paciente se desgaste o menos possível. Contudo, alguns pacientes podem apresentar condições físicas para realizar suas atividades e, mesmo assim, por outros fatores (emocionais e comportamentais), se sintam desestimulados; com base nisso, é fundamental que a pessoa que está cuidando do paciente em tratamento oncológico estimule a sua independência funcional, a fim de manter a sua integridade física, e também mantê-lo ativo em sua rotina.

Dessa forma, a atividade física pode promover benefícios a saúde dos pacientes em tratamento oncológico, pois ela estimula a melhora da força muscular para que os pacientes tenham sua independência, melhora o equilíbrio para reduzir o risco de quedas, entre outros benefícios para que o paciente tenha mais qualidade de vida. O cuidador deve estimular a prática regular de atividades, mantendo o paciente sempre ativo, mesmo que apresente algumas limitações. Caso não tenha acesso a um profissional para supervisionar a atividade, a família pode pedir ao profissional da fisioterapia ou ao médico que indique alguns exercícios ou atividades que beneficiariam o paciente. Entretanto, em alguns casos, a atividade física deve ser deixada de lado, por isso a orientação médica é essencial para saber quais estímulos podem ser impostos.

Cuidados com o ambiente e medicação

O ambiente deve estar adequado para o paciente em tratamento, a limpeza do local deve ser priorizada, para que minimize a possibilidade de infecções e doenças contagiosas. O acesso a alimentos que supram as necessidades do paciente e água potável para hidratação também são importantes. Além disso, para maior segurança do paciente, é indicado que o ambiente seja preparado, como a retirada de tapetes escorregadios para evitar quedas, dispositivos auxiliares para uma locomoção mais segura (muletas, bengala e andador) e, caso o paciente necessite de ajuda no banheiro, que possam ser instaladas barras para auxiliá-lo.

Com relação aos medicamentos, o cuidador deve estar ciente dos cuidados necessários para o seu armazenamento; caso tenha dúvidas, deve perguntar ao médico ou farmacêutico. O mais indicado é que os medicamentos sejam armazenados em um local seco e à temperatura ambiente, exceto aqueles que devem ser guardados na geladeira. Ao ingerir o medicamento, o paciente deve fazê-lo somente com água, e não leite ou outra bebida, a menos que seja autorizado e solicitado pelo médico; o cuidador também deve tomar cuidado ao dar comprimido para o paciente que está deitado, para que não engasgue ou se machuque (se puder coloque-o sentado ou inclinado para poder ingerir). Além disso, alguns pacientes tomam uma quantidade grande de medicamentos, então é indicado que o ente tenha uma caixinha ou uma tabela com os horários e nomes dos medicamentos, para que nenhum erro venha a ocorrer. Em alguns casos, o paciente acaba optando por não tomar o medicamento porque está se sentindo bem ou porque causou alguma reação. No entanto, para interromper qualquer medicamento o médico deve ser consultado.

Atenção às emoções do paciente e ente querido

A compreensão do paciente com câncer envolve não só a relação física como também o aspecto emocional. Durante o tratamento, o paciente irá enfrentar oscilação emocional e comportamental, apresentando dias com características mais positivas e outros, mais negativas. Entender os altos e baixos emocionais vividos pelo paciente durante todo o processo de tratamento faz com que cada familiar ou ente querido exercite a sua empatia. Não só isso, mas entendendo a dificuldade de se passar por um momento delicado e as consequência emocionais que eles podem trazer ao paciente, é interessante a atenção do ente para prestar um suporte emocional do seu alcance, seja por meio de uma palavra de encorajamento e esperança, do simples fato de ouvir com atenção aquilo que o paciente tem a dizer, ou até mesmo considerar a necessidade de um profissional da área.

A atenção aos cuidados emocionais deve ser considerada também para aqueles que acompanham o paciente. O processo de tratamento e enfrentamento da doença oncológica exige dedicação por parte dos entes queridos, e por isso é necessário que cuidem da sua própria saúde e bem-estar, e peçam ajuda quando não estiverem bem. O ente querido é uma peça importante no processo de recuperação e tratamento do paciente, já que é ele quem está ali do lado auxiliando e participando de todo o processo.

Viver o processo de tratamento oncológico pode causar mudanças emocionais mais fortes em alguns pacientes do que em outros, assim como desencadear diferentes sentimentos. A orientação é que o familiar/ente esteja atento às mudanças do paciente, a forma como está enfrentando a doença, como tem relatado viver esse desafio, seus medos, inseguranças e tudo que envolva o seu tratamento. Qualquer mudança que não pareça natural por parte do paciente pode ser um primeiro sinal de oscilações emocionais pelas quais esteja passando.

Diante de todos esses aspectos, notamos como o bem-estar emocional é importante tanto por parte do paciente quanto por aqueles que estão vivendo esse momento ao seu lado.

Obras que guiaram o texto e sugestões de leitura:

- SALCI, Maria Aparecida; MARCON, Sonia Silva. Enfrentamento do câncer em família. *Texto & Contexto-Enfermagem*, v. 20, p. 178-186, 2011.
- VISONÁ, Fernanda; PREVEDELLO, Mariane; DE SOUZA, Emiliane Nogueira. Câncer na família: percepções de familiares. *Revista de Enfermagem da UFSM*, v. 2, n. 1, p. 145-155, 2012.

Biografias

Alexandre Arthur Jacinto: Rádio-oncologista no Hospital de Amor. Residência em Radioterapia pelo Hospital A. C. Camargo. Docente do programa de Pós-Graduação do Instituto de Ensino e Pesquisa do Hospital de Amor de Barretos. Diretor de Ensino e Pesquisa da Sociedade Brasileira de Radioterapia.

Amanda Correia de Souza: Bacharel em Direito – Centro Universitário da Fundação Educacional de Barretos. Atuante como Assistente de Diretoria no Hospital de Amor de Barretos.

Amanda Rodrigues Martinez: Psicopedagoga, experiência profissional no Departamento de Telessaúde do Hospital de Amor de Barretos. Gerente de clínica de Pediatria Integrativa.

Andreia da Silva Santos: Mestra em Ensino em Ciências da Saúde pela UNIFESP – Universidade Federal de São Paulo (2015). Especialista em Educação em Saúde pela UNIFESP – Universidade Federal de São Paulo (2012). Especialista em Novas Tecnologias Educacionais pela FIJ – Faculdades Integradas Jacarepaguá (2010). Graduada em Biblioteconomia pelo Centro Universitário Assunção (2008). Competente em administração de bibliotecas virtuais, estratégias de busca, promoção e capacitação de fontes de informação em saúde e indexação de artigos na área da saúde.

Colaborou como Bibliotecária na BIREME/OPAS/OMS, na Biblioteca na Faculdade de Ciências da Saúde de Barretos Dr. Paulo Prata (FACISB) e na Faculdade Barretos. Atualmente é bibliotecária na Biblioteca Municipal de Hortolândia e Bibliotecária Clínica na Mentovery Scientific Development.

Antonio Boeing: Licenciado em Filosofia, Bacharel em Teologia Dogmática, Doutor em Ciências da Religião, Professor da pós-graduação do Centro Universitário São Camilo, Assessor Religioso da Sociedade Agostiniana de Educação e Assistência. Assessor de várias instituições no Campo Educacional e Religioso.

Arthur Alves Nascimento: Formado em Sistemas de Informação com experiência de mais de 7 anos na área de tecnologia. Mestrando no Programa de Pós-Graduação em Inovação em Saúde na Faculdade de Ciências da Saúde de Barretos Dr. Paulo Prata – FACISB. Expertise nas áreas de Analista de suporte, Assistente de Negócios e Suporte técnico.

Auro del Giglio: Livre-Docente pela FMUSP. Professor Titular de Hematologia e Oncologia da FMABC. Editor-Chefe do Brazilian Journal of Oncology Certified of the American Boards of Internal. Medicine, Medical Oncology and Hematology. Membro das sociedades ASCO, ASH, SBOC.

Camila Pinto Barone: Graduação em Medicina pela Escola Bahiana de Medicina e Saúde Pública (EBMSP). Residência Médica em Clínica Médica pela Santa Casa de Ribeirão Preto (Período 2018-2020). Residência Médica em Oncologia Clínica no Hospital de Amor de Barretos (Período 2020 -2023). Atualmente atuando como Oncologista Clínica no departamento de Urologia do Hospital de Amor de Barretos (desde março/2023).

Crislaine de Lima: Graduação em Fisioterapia – Centro Universitário UNIFAFIBE (2016). Pós-graduação em Fisioterapia em Urgência, Emergência e Terapia Intensiva – Faculdade de Ciências da Saúde de Barretos Dr. Paulo Prata FACISB (2016-2018). Mestre em Oncologia (Cuidados Paliativos e Qualidade de Vida) – Fundação Pio XII – Hospital de Câncer de Barretos (2021). Bolsista CAPES / Doutoranda em Oncologia pela Fundação Pio XII (2021-2025). Pesquisadora dos Grupos de Pesquisa em Qualidade de Vida e Cuidados Paliativos (GPQual) e Qualidade de Morte (Hospital de Câncer de Barretos).

Daiany Elen Holanda Negreiros: Enfermeira pela Faculdade de Rondônia (2015). Graduada em Gestão Hospitalar, Especialista em Ginecologia e Obstetrícia pela Faculdade Pimenta Bueno. Atuante como enfermeira na Diretoria Técnica do Departamento de Prevenção do Hospital de Amor de Barretos.

Daniela Donadon de Oliveira Rodrigues: Formada em administração (FAER). Pós-graduada em Gestão de pessoas (PUCRS). Mestranda em inovação em saúde (FACISB). Gestora da Saúde Digital do Hospital de Amor de Barretos.

Daniella Ramone: Médica Oncologista, Diretora Médica na ICONplc, divisão de Oncologia-Hematologia, Américas. Trabalho anterior como Médica Oncologista e Coordenadora da Residência de Oncologia Clínica no Hospital Felício Rocho – Belo Horizonte – MG por 1 ano e 3 meses. Trabalho anterior como Médica Oncologista titular do departamento de Oncologia Clínica do Hospital de Amor de Barretos por 07 anos, tendo sido Coordenadora dos Departamentos de Pesquisa Clínica, Departamento de Oncologia Clínica e Coordenadora da Residência Médica, além de Membro do Comitê de Ética do Hospital de Amor. Título de especialista em Oncologia Clínica pela Associação Médica Brasileira (AMB) e Sociedade Brasileira de Oncologia Clínica (SBOC). Membro da American Society of Clinical Oncology (ASCO). Mestre em Ciências da

Saúde pela Universidade Federal de Uberlândia. Residência de Oncologia Clínica pela Universidade Federal de Uberlândia (UFU) e residência de Clínica Médica pelo Hospital Universitário Sul Fluminense. Pós-graduação em Terapia Intensiva pela AMIB.

Daniel D'Almeida Preto: Médico Oncologista e Pesquisador no Hospital de Amor Barretos. Doutor em Ciências da Saúde pelo Instituto de Ensino e Pesquisa (IEP) do Hospital de Amor. Atualmente é Vice-Coordenador do Departamento de Oncologia Clínica e Líder da Divisão de tumores Geniturinários, Supervisor do Programa de Residência Médica em Oncologia Clínica, Docente do Programa de Pós-Graduação Stricto Sensu do Hospital de Amor Barretos e Docente da Faculdade de Ciências da Saúde de Barretos – FACISB.

Edmundo Carvalho Mauad: Membro do Conselho de Administração do Hospital do Câncer de Barretos, agora Hospital de Amor, desde 1987, Diretor Médico. Na área não oncológica foi Coordenador do Sistema Primário de Saúde/Ambulatório Médico Não Oncológico e Hospital Dia Cirúrgico Não Oncológico. Desde 1994 que trabalha em programas de rastreio organizado e oportunista do câncer de Mama, Colo do Útero, Próstata, Pele, Boca e Pulmão. Estudando também as diferentes vertentes envolvidas na prevenção do câncer, intervenção comunitária, introdução de novas tecnologias, papel da informação na avaliação da adesão dos doentes, programas educativos para pacientes e profissionais de saúde e estratégias de qualidade para melhorar os programas de rastreamento em populações carentes no Brasil. Também atuou na área de gestão médica e oncologia multidisciplinar. Na última década a área não oncológica do Sistema Primário e Secundário de Saúde. Graduação em Medicina Básica pela Faculdade de Medicina do Município de Campos, Rio de Janeiro (1978); Ele completou o programa de residência em Medicina Interna e Gastroenterologia antes de ir para a Inglaterra. O título de Master Science foi obtido na University of Bristol onde trabalhou como pesquisador no Departamento de Medicina da Bristol Royal Infirmary (1981-1984) e tese de doutorado na Faculdade de Medicina da Universidade Federal de São Paulo Unifesp (2007). Possui MBA Internacional em Administração em Saúde pela Fundação Getúlio Vargas do Estado de São Paulo (2004).

Eduardo Guirado Campoi: Mestre em Reabilitação e Desempenho Funcional pela Faculdade de Medicina de Ribeirão Preto (FMRP – USP). Pós-Graduado em Fisioterapia Traumato-Ortopédica com Ênfase em Terapia Manipulativa Ortopédica. Graduado em Fisioterapia pelo Centro Universitário Unifafibe de Bebedouro. Aluno de Iniciação Científica do CEPeD do Unifafibe (2016 e 2018), membro da comissão organizadora do VII EPEQ UNIFAFIBE, VIII EPEQ UNIFAFIBE e IX EPEQ UNIFAFIBE. Realizou intercâmbio na Universidade FASTA (UFASTA) em Mar del Plata, Argentina, no ano de 2017.

Fabio Marcelo da Silva Valverde: Psicólogo pela Faculdade de Quatro Marcos (FQM). Especialista em Psicologia da Saúde pelo Programa de Aprimoramento Profissional do Hospital de Base da Faculdade de Medicina de São José do Rio Preto/SP (FAMERP/FUNFARME). Especialista em UTI Oncológica pelo Programa de Residência Multiprofissional do Hospital de Amor de Barretos/SP (Fundação Pio XII), com Estágios de extensão de Residência no Hospital A. C. Camargo Cancer Center – São Paulo/SP e Instituto Português de Oncologia do Porto – Portugal/PT. Especialista em Gestão de Pessoas e Recursos Humanos. Especialista em Psicologia do Trânsito. Psicólogo efetivo na

Prefeitura Municipal de Sorriso/MT, lotado no Programa Fortalecendo Sonhos da Secretaria Municipal de Educação. Tem experiência nas áreas de Psicologia da Saúde e Hospitalar com ênfase em: Transplantes de fígado, pâncreas e rim, Gastroenterologia, Dependência química; Exercícios grupais em Saúde, Oncologia, Unidade de Terapia Intensiva e Cuidados Paliativos.

Fabiola Cardoso Clemente: Enfermeira pela UFTM (2012). Especialista em Educação na Saúde para Preceptores do SUS pelo Instituto de Ensino e Pesquisa Sírio Libanês (2017). Especialista em Enfermagem do Trabalho pelo Instituto Passo 1 (2017). Possui licenciatura em Ciências Biológicas pelo CESUBE (2007). Atualmente é enfermeira da Central de Triagem do Hospital de Amor — Barretos, atuando na área de Saúde Digital – Telessaúde. Atuou como Enfermeira de Especialidade do Departamento de Mastologia e Reconstrução, Enfermeira no Departamento de Prevenção no setor de rastreamento e diagnóstico do câncer de mama no Hospital de Amor de Barretos e Enfermeira na unidade de internação do Hospital do Câncer Infantojuvenil Luíz Inácio Lula da Silva.

Franciele de Nogueira Gomes: Enfermeira graduada pela Faculdade de Medicina de São José do Rio Preto (FAMERP). Aprimoramento em Nefrologia pela Funfarme/FAMERP. Pós-graduada em Enfermagem em Oncologia pela Facisb. Pós-graduanda em Acupuntura pela Escola Brasileira de Medicina Chinesa (Ebramec). Enfermeira do departamento de Radioterapia do Hospital de Amor de Barretos.

Gabriele Bento Sarri: Graduada em Nutrição pela Faculdade Barretos (2021). Cursando Pós-graduação em Nutrição Clínica e Esporti-va na Faculdade Descomplica. Atualmente é Assistente Administrativo no setor de Telessaúde do Hospital de Amor de Barretos.

Hellen Juliana Lopes Simone: Graduação em Enfermagem pela UNIARA Universidade de Araraquara – 2000/2004. Pós--graduação em Enfermagem Oncológica pela USP de Ribeirão Preto. 2006/2007. Atuação profissional na área de Coordenação de Internação Cirúrgica 2004/2020. Área de Coordenação de Central de Triagem 2021 até o momento atual.

Henrique Guirado Campoi: Mestre em Reabilitação e Desempenho Funcional pela Faculdade de Medicina de Ribeirão Preto (FMRP – USP). Pós-Graduado em Fisioterapia Traumato-Ortopédica com Ênfase em Terapia Manipulativa Ortopédica. Graduado em Fisioterapia pelo Centro Universitário Unifafibe de Bebedouro. Aluno de Iniciação Científica do CEPeD do Unifafibe (2016 e 2018), membro da comissão organizadora do VII EPEQ UNIFAFIBE, VIII EPEQ UNIFAFIBE e IX EPEQ UNIFAFIBE. Realizou intercâmbio na Universidade FASTA (UFASTA) em Mar del Plata, Argentina, no ano de 2017.

Guilherme Henrique Pupim Garcia: Graduado em Medicina na Faculdade de Ciências da Saúde Dr. Paulo Prata (FACISB). Residente do Programa de Residência Médica de Medicina de Família e Comunidade da Fundação PIO XII. Diretor Técnico da ONG Projeto de Assistência às Populações – PAP.

Guilherme Lopes Silva: Graduação em educação física bacharelado pelo centro universitário unifafibe. Pós-Graduação em Fisiologia Clínica do Exercício pela UFSCAR. Cursos em exercício para grupos especiais, personal trainer e mecânica do exercício com empresas como "viajando pela fisiologia" "bradhon" e "RTS Brazil".

Isabela Pereira de Souza Vivian: Graduada em Farmácia pela Universidade de Marília (UNIMAR). Residência em Farmácia no programa de Residência Multiprofissional em UTI Oncológica pelo Hospital de Amor Barretos. Pós-graduada em

Farmácia Estética pela Faculdade de Tecnologia em Saúde – FATESA. Atualmente atua como farmacêutica líder na Unidade de Terapia Intensiva do Hospital de Amor Barretos, Coordenadora Adjunta do programa de residência Multiprofissional em UTI Oncológica e Tutora e Preceptora do programa de residência multiprofissional em UTI Oncológica – Farmácia.

Jéssica Peixoto de Araújo: Fisioterapeuta pela Universidade de Franca (UNIFRAN), Mestre em oncologia pelo Hospital de Amor de Barretos e atuante na coordenação de Projetos em Telessaúde do Hospital de Amor de Barretos.

João Neif Junior: Médico formado pela Escola Paulista de Medicina – Universidade Federal de São Paulo (2003-2008), com Residência em Clínica Médica (2009-2010) e Oncologia Clínica (2011-2013) na mesma Instituição. Mestre em Oncologia pelo IEP do Hospital do Câncer de Barretos (Hospital de Amor) entre 2018 e 2020. Possui experiência em Clínica Médica e Oncologia Clínica, com ênfase em Tumores do Trato Geniturinário. Atua como Oncologista Clínico e Pesquisador do Hospital de Amor de Barretos – Fundação Pio XII desde 2014. Tem a função de preceptor do Programa de Residência Médica. É membro da Sociedade Brasileira de Oncologia Clínica (SBOC) e membro titular do Grupo de Pesquisa OncoGU.

João Paulo Rodrigues: Bacharel em Direito pela Universidade Veiga de Almeida do Rio de Janeiro-RJ, Advogado, Escritor e Sócio do escritório Bramont Advocacia e Consultoria Jurídica.

José Ikeda Neto: Residente do programa de Medicina da Família e Comunidade pela SESAU/FIOCRUZ. Possui graduação em Medicina pela Universidade Federal de Mato Grosso do Sul. Cursou Ciências Biológicas (Bacharelado/Licenciatura) pela Faculdade de Filosofia, Ciências e Letras de Ribeirão Preto

(FFCLRP), Universidade de São Paulo (USP), com período sanduíche na Susquehanna University, nos Estados Unidos. Participou de projetos envolvendo modelo animal de doenças neurodegenerativas e análises comportamentais (FMRP-USP). Realizou estágio no Taub Institute for Research on Alzheimer's Disease and the Aging Brain (Columbia University). Foi aluno de iniciação científica no Laboratório de Investigação em Epilepsia, onde estudou a proteína amiloide beta 42 e apoptose em modelo animal de doença de Alzheimer por injeção de estreptozotocina.

Juliana Colaço Pereira Miron: Graduação em Enfermagem pela Faculdade Barretos. Pós-graduanda gestão da qualidade em saúde. Coordenadora de Enfermagem do setor de Telessaúde da Fundação Pio XII.

Laís Avila e Silva: Graduada em Nutrição pelo Centro Universitário UNA em Belo Horizonte – 2011 a 2015. Especialista em Atenção ao Câncer pelo programa de Residência Multiprofissional do Hospital de Amor de Barretos (Fundação Pio XII) – 2016 a 2018. Atuou como Nutricionista Clínico no Hospital de Amor de Jales de 2018 a 2022. Atualmente atua como Nutricionista Clínico titular das equipes do Digestivo Baixo e Urologia no Hospital de Amor de Barretos.

Laura Crispim Marques Malaquias: Graduada em Administração pelo Centro Universitário da Fundação Educacional de Barretos – UNIFEB, (2023). Técnica em Administração pelo Colégio Etec Cel. Raphael Brandão, (2019). Atualmente, atua como Auxiliar Administrativa no Departamento de Telessaude do Hospital de Amor de Barretos

Ligia Miguel Petroni: Graduada em Enfermagem pela Universidade Federal de Mato Grosso do Sul/CPTL — UFMS (2006). Especialização em Unidades Cardiológicas e Hemodinâmica pela FAMERP (2008). Professora dos Cursos de Graduação em Enfermagem e Tecnologia em Radiologia da Faculdades AEMS — Faculdades Integradas de Três Lagoas (FITL)/AEMS (2011-2015). Enfermeira Assistencial e Supervisora do Hospital Nossa Senhora das Graças (2015-2018). Enfermeira no Hospital de Base de São José do Rio Preto (2018-2019). Enfermeira Hospital de Amor (2019 – até o presente momento).

Luciana Martins Serra: Nutricionista formada pela Universidade Federal do Triângulo Mineiro (UFTM). Especialista em Nutrição em Unidade de Terapia Intensiva (UTI) Oncológica pelo Hospital de Amor de Barretos – Fundação Pio XII e em Nutrição Clínica Hospitalar pela Faculdade de Ciências da Saúde Dr. Paulo Prata – FACISB. Atualmente é Nutricionista Clínica no A. C. Camargo Cancer Center – São Paulo, SP.

Marcela de Oliveira Santos: Enfermeira. Gerente Administrativa Atenção Primária e Telessaúde de Barretos. Fundação Pio XII.

Maria Eduarda Ferreira Marques: Psicóloga pela Faculdade Barretos (2021). Pós-graduação Lato Sensu em Psicologia da Saúde e Hospitalar pelo Centro Universitário União da Américas (2022). Atuante na Atenção Básica no Hospital de Amor. Ambulatório de Tabagismo na Assistência Médica do Hospital de Amor. Ambulatório de Transgênero na Assistência Médica do Hospital de Amor.

Martins Fideles dos Santos Neto: Doutor em Ciências da Saúde (ênfase Oncologia – Medicina nos Cuidados Paliativos). Escritor e Coordenador de Projetos do Departamento de Saúde Digital – Hospital de Câncer de Barretos (Hospital de Amor Barretos). Professor do Programa de Pós-Graduação Lato Sensu da Faculdade de Ciências da Saúde de Barretos Dr. Paulo Prata. Membro do Comitê de Ética em Pesquisa (CEP) da

FACISB. Professor de Metodologia Científica, Didática-Oratória, Gestão de Referência Bibliográfica; Levantamento Bibliográfico da Informação em Saúde e Evidências Médicas e Estudos Qualitativos com ênfase em Revisões Integrativas, de Escopo e Sistemáticas. Realiza acompanhamento nos Trabalhos de Conclusão de Residência (Médica e Multiprofissional). Membro dos Grupos de Pesquisa CISPER – Câncer Infantil sem Peregrinação e GEISATEC – Gestão & Tecnologia: Inovação em Saúde. Mestre em Ciência da Informação, pela UNESP/Marília. Graduando em Ciência da Informação – UNESP/Marília.

Michelli Fávero dos Santos Mizael: Farmacêutica, Supervisora de Governança Clínica e Qualidade. Pós-graduada em Farmácia Clínica e Hospitalar, Controle de Qualidade em Medicamentos Manipulados, Farmácia – Homeopatia e Gestão de Qualidade. MBA em Gestão de Projetos e Experiência de 13 anos em Farmácia Hospitalar. Atuou em Farmácia Oncológica por 3 anos.

Nathalia Santos Moreira: Cursando Gestão Hospitalar (2021 -2024). Trabalhando no Setor Telessaude: Auxiliar Administrativo.

Patricia Helena Torres Alves da Silva: Enfermeira Telessaúde – Setor Teletriagem H. A. Graduada em Enfermagem pela UNIP Universidade Paulista – 2007. Pós-Graduação em Enfermagem Oncológica pela FAMERP – Faculdade de Medicina de Rio Preto – 2010. Graduanda em MBA Data Science e Analitics pela USP Esalq.

Priscila Trindade Caldeira: Graduada em Nutrição pelo Centro Universitário UNA (Belo Horizonte) – 2011 a 2015. Especialista em Atenção ao Câncer pelo programa de Residência Multiprofissional do Hospital de Amor (Fundação Pio XII) – 2016 a 2018. Atuou como nutricionista clínica na Santa Casa de

Barretos (SP) – 2018 a 2019. Atuou como nutricionista clínica na Santa Casa de Belo Horizonte (MG) nas áreas de Pediatria Geral, Oncológica e Oncologia Adulta no período de 2019 a 2022, sendo Nutricionista titular do Instituto de Oncologia da Santa Casa BH no período de 2020 a 2022, com atendimento ambulatorial a adultos e crianças. Atualmente é Servidora Pública Municipal onde atua como Nutricionista responsável técnica pelo Programa Nacional de Alimentação Escolar (PNAE).

Rafael Danilo Moreira: Arte Educador, Pedagogo e Biólogo. Especialista em Educação de Tempo Integral. Mestre pelo Instituto de Ensino e Pesquisa do Hospital de Amor (Fundação Pio XII) em Inovação em Saúde (2022). Arteterapeuta em formação (2021-2024). Professor de Arte efetivo no Município de Taquaral – SP, na Educação Infantil e no Ensino Fundamental I, atua como professor na ONG DCA – Desenvolvendo a Criança e do Adolescente, no município de Bebedouro – SP. Professor no Curso de Pedagogia do UNIFEB – Barretos. Ministra Oficinas Criativas para empresas, universidades, escolas e hospitais. Possui experiências em Formação de Professores no Estado de Alagoas, por intermédio do Projeto RONDON – Ministério da Defesa e pelo PROFEB – Programa de Formação da Educação Básica pela Secretaria Municipal de Educação de Bebedouro – SP, entre outras.

Ricardo Cristino da Silva: Graduação pela Universidade de Franca – UNIFRAN em 2010. Pós-Graduação em Urgência, Emergência pela UNIFRAN em 2012. Experiencia em UTI Neonatal/UTI Adulto e Telessaúde. Atualmente Gerencia UTI Adulto do Hospital de Amor de Barretos.

Sergio Vicente Serrano: Médico, graduado pela Faculdade de Medicina de Ribeirão Preto (1984). Doutor em Ciências com Concentração na Area de Clínica Cirúrgica (Faculdade de Medicina de Ribeirão Preto — 2005. Mestre em Ciências com concentração na área de Imunologia Básica e Aplicada (1998). Possui título de especialista em Gestão Estratégica Hospitalar pela Fundação Getúlio Vargas e em Oncologia Clínica pela AMB (Associação Médica Brasileira) e SBOC (Sociedade Brasileira de Oncologia Clínica). É membro titular da Sociedade Brasileira de Cancerologia da Sociedade Brasileira de Oncologia Clínica e Membro Efetivo da ASCO (American Society of Clinical Oncology) e da ESMO (European School of Medical Oncology). Atualmente atua como Responsável Técnico pelo Departamento de Oncologia Clínica do Hospital de Câncer de Barretos (Hospital de Amor Barretos)/Fundação Pio XII e Diretor Técnico do Hospital Nossa Senhora. Membro do Conselho Administrativo Consultivo do Hospital de Câncer de Barretos (Hospital de Amor Barretos). Diretor Geral do curso de Medicina da Faculdade de Ciências da Saúde de Barretos — Dr. Paulo Prata (FACISB). Professor Doutor na área de Oncologia.

Silvio Tadeu Fernandes Junior: Licenciatura e Bacharelado em Educação Física. Especialista em Fisiologia do exercício aplicado à clínica. Experiência de 10 anos atuando como Treinador Pessoal (Personal Trainer).

Talita Caroline de Oliveira Valentino: Doutora em Ciências da Saúde pelo Instituto de Ensino e Pesquisa, Fundação Pio XII – Hospital de Câncer de Barretos com bolsa de fomento pela Fundação de Amparo à Pesquisa do Estado de São Paulo (FAPESP). Mestre em Ciências da Saúde pelo Instituto de Ensino e Pesquisa – Fundação Pio XII – Hospital de Câncer de Barretos (Hospital de Amor). Pós-graduação em Enfermagem Oncológica pela Faculdade de Medicina de São José do Rio Preto (FAMERP). Graduada em Enfermagem pelo Centro

Universitário de Maringá. Enfermeira de Pesquisa Clínica pela Fundação Pio XII – Hospital de Câncer de Barretos (Hospital de Amor) de 2011 a 2018. Pesquisadora integrante dos Grupos de Pesquisas em Cuidados Paliativos e Qualidade de Vida Relacionada à Saúde e também do Grupo Pesquisas em Enfermagem Oncológica. Docente no curso de medicina da Faculdade Ceres – FACERES.

Tulio Aparecido Gambarato: Graduação em Pedagogia, Teologia e Psicologia. Pós-graduação em Direito Matrimonial Canônico, Psicanálise e Capelania Hospitalar. Psicólogo Clínico e Capelão Hospitalar no Hospital de Amor Barretos.

Tiago Alexandre Tassinari: Bacharel em Ciências Biológicas pela Universidade Nove de Julho. Foi residente multiprofissional no Hospital de Amor de Barretos pela Fundação PIO XII especializando-se em atenção ao câncer. Atualmente é Macroscopista no setor de Patologia do Hospital de Amor.

Ulisses Sadoco de Oliveira: Graduação em Medicina pela Faculdade de Medicina de Catanduva. Especialização em Medicina Intensiva pelo Hospital de Câncer de Barretos (Hospital de Amor) — Fundação Pio XII. Coordenador do Pronto Socorro do Hospital Regional de Bebedouro-SP.

Wilson Massayuki Imanishi: Formado na Universidade São Francisco. Residência Médica em Clínica Médica no Hospital São Paulo. Pós-graduação em Terapia Intensiva no Hospital Israelita Albert Einstein. MBA em Gestão em Saúde pela FGV. Médico Hospitalista no Hospital de Amor desde 2014.

Índice Remissivo

A

acupuntura 71, 80, 83, 154
alimentação 8, 37, 63, 84, 103, 104, 106, 140
alterações hormonais 99
Alzheimer 166, 223
América Latina 9, 12, 175, 195
anemia 81, 99
ansiedade 22, 59, 71, 128, 129, 130, 146, 147, 154, 166, 171, 179, 188, 191, 195, 198, 210
aromaterapia 71
arteterapia 127, 128, 129, 130
assistente social 53
atividade física 8, 9, 12, 28, 121, 122, 125, 178, 184, 187, 188, 189, 190, 191, 192, 210, 211
autoestima 82, 123, 130, 146, 153, 154, 188, 191, 196
AVC 166

B

bem-estar 22, 25, 47, 54, 70, 84, 95, 128, 139, 142, 146, 154, 155, 157, 164, 169, 170, 178, 181, 183, 184, 185, 188, 189, 192, 195, 198, 212, 213
benigno 15, 16, 17
biópsia 17, 67

Brasil 2, 27, 29, 30, 65, 118, 122, 218

C

câncer 7, 8, 9, 11, 12, 13, 15, 16, 17, 18, 21, 22, 23, 24, 25, 26, 27, 28, 29, 30, 31, 32, 33, 34, 35, 36, 37, 43, 44, 45, 46, 47, 49, 50, 51, 52, 53, 54, 55, 57, 58, 59, 60, 61, 62, 63, 67, 69, 70, 71, 73, 78, 79, 81, 83, 84, 87, 88, 90, 95, 96, 97, 101, 103, 106, 107, 109, 112, 113, 117, 118, 119, 121, 122, 124, 125, 128, 129, 130, 138, 139, 140, 141, 142, 143, 145, 146, 147, 148, 150, 151, 153, 154, 155, 156, 158, 163, 164, 165, 166, 172, 177, 178, 179, 180, 181, 185, 187, 188, 190, 191, 192, 195, 196, 200, 201, 202, 204, 205, 207, 209, 212, 213, 218, 220, 228
Capelão 52, 228
células-tronco 69, 105
cirurgia 68
cirurgiões oncológicos 15
cisto 15, 17
crioablação 69

cuidados paliativos 8, 9, 52, 53, 78, 159, 163, 164, 165, 166, 167, 169, 170, 171, 172, 174, 175, 180, 181, 183, 184, 185, 187, 188, 189, 190, 191, 206

D

depressão 59, 100, 146, 148, 150, 166, 179, 192, 196, 198, 210
diagnóstico 26, 27, 31, 34, 36, 44, 45, 47, 49, 50, 51, 53, 54, 59, 67, 74, 103, 106, 107, 122, 123, 128, 129, 138, 139, 141, 145, 146, 148, 149, 150, 155, 156, 164, 195, 220
diarreia 82, 98, 105
dieta oral 106
disfunção sexual 100, 155
DNA 31, 33, 35, 37
doença 9, 11, 15, 16, 22, 23, 25, 27, 32, 34, 35, 36, 37, 46, 49, 50, 51, 53, 57, 59, 62, 70, 73, 74, 77, 84, 87, 89, 103, 111, 112, 121, 125, 127, 129, 138, 139, 140, 141, 145, 146, 147, 149, 155, 157, 164, 166, 170, 177, 181, 183, 184, 187, 190, 191, 195, 196, 198, 199, 202, 205, 206, 212, 213, 223

E

educador físico 53
efeitos colaterais 8, 11, 46, 50, 59, 68, 79, 80, 83, 84, 85, 87, 89, 90, 92, 95, 98, 104, 106, 110, 112, 113, 123, 195, 209
enfermeiro 52, 64, 75
equipe médica 18, 27, 63, 64, 68, 75, 130, 149, 179, 180
esclerose múltipla 166
espiritual 164, 165, 166, 169, 183, 197, 198, 201
espiritualidade 12, 193, 196, 197, 198, 199, 201, 202, 203, 205, 206

estresse 22, 59, 62, 71, 84, 100, 129, 146, 148, 149, 150, 154, 157, 188, 191, 196, 198

F

farmacêutico 75, 211
fisioterapeuta 52
fisioterapia 83, 154, 211
fonoaudiólogo 53

G

gene 35, 36, 37, 93
genética 11, 31, 32, 33, 35, 36, 37

H

hemodiálise 74
hemorragia 91
hepatite B 37
hipnose 71
HIV/Aids 166
hobbies 132, 184
hormonioterapia 50, 69, 70
Hospital de Amor 62, 63, 64, 90, 150, 198, 215, 216, 217, 218, 219, 220, 221, 222, 223, 224, 225, 226, 227, 228
hospital oncológico 9, 12, 195
HPV 37

I

imunoterapia 69
inapetência 100
infertilidade 100

L

laserterapia 53, 92
lesão 15, 17
leucopenia 99

M

maligno 15, 16, 17, 33
medicamentos 8, 53, 68, 70, 74, 79, 84, 91, 95, 96, 97, 98, 99, 109, 140, 165, 180, 211, 212

medicina integrativa 71, 118, 154
médico 15, 18, 21, 24, 36, 44, 46, 64, 71, 79, 80, 82, 83, 84, 89, 91, 92, 96, 97, 111, 118, 119, 124, 154, 165, 179, 181, 188, 209, 211, 212
meditação 71, 179, 197
melanoma 37
metástase 15, 33, 70, 151
mindfulness 154
musicoterapia 71

N

neutropenia 80
nódulo 15, 17
nutricionista 53, 223, 224, 226

O

odontologista 53
oncologia 15, 63, 95, 150, 216, 217, 218, 219, 220, 222, 224, 226, 227
Organização Mundial de Saúde 43, 117

P

paciente 7, 8, 9, 12, 16, 32, 36, 43, 44, 46, 47, 49, 50, 51, 52, 53, 54, 55, 57, 58, 61, 62, 63, 64, 65, 67, 69, 70, 71, 72, 73, 74, 75, 76, 77, 78, 79, 81, 82, 83, 84, 88, 89, 90, 91, 93, 95, 96, 97, 98, 103, 105, 106, 107, 110, 111, 112, 117, 118, 119, 121, 123, 124, 127, 128, 130, 132, 135, 137, 138, 139, 141, 145, 146, 147, 148, 149, 150, 154, 155, 156, 157, 164, 165, 166, 167, 169, 170, 171, 172, 173, 174, 177, 178, 179, 180, 181, 183, 184, 185, 187, 188, 189, 190, 191, 192, 195, 196, 199, 200, 201, 202, 203, 204, 205, 207, 209, 210, 211, 212, 213

placebo 110, 111, 118
plaquetopenia 81
psicólogo 133, 149, 165

Q

quimioterapia 8, 11, 16, 45, 50, 54, 62, 63, 68, 69, 70, 73, 79, 80, 81, 82, 83, 84, 85, 88, 95, 96, 98, 101, 106, 107, 111, 153, 164, 190

R

radio-oncologista 89
radioterapia 8, 45, 50, 54, 68, 69, 70, 82, 87, 88, 89, 90, 92, 93, 106, 107, 150, 153, 164, 190, 215, 220
reiki 154
residência médica 15

S

saúde digital 58
síndrome 36, 37, 73, 74, 93, 100
sistema imunológico 34, 50, 69, 81, 97
sistema linfático 32, 33
socioeficiência 138
sudorese 91

T

tabagismo 28, 37
teleconsultas 59
telessaúde 7, 11, 51, 57, 58, 59, 60, 61, 62, 64
teletriagem 64
terapeuta ocupacional 52
terapia-alvo 32, 34, 45, 50, 68, 70
terapia cognitivo comportamental 71, 154
tratamento paliativo 8, 12, 71, 161, 169
tratamento paliativo 70
tratamento sistêmico 16, 138

trombocitopenia 99
tuberculose 166
tumor 7, 15, 16, 17, 18, 31, 32, 33, 34, 50, 67, 68, 69, 70, 79, 87, 88, 90, 103, 201

U
ulceração 91
UTI 75, 199, 200, 204, 219, 221, 222, 224, 226